PLAZA & JANES
P & J
UTIL

Cómo hacer bien el amor a una mujer

Régine Dumay

PLAZA & JANES EDITORES, S. A.

Título original:

COMMENT BIEN FAIRE L'AMOUR A UNE FEMME

Traducción de

FRANCESC GARCIA CARDONA

Portada de

IBORRA & ASS.

Quinta edición: Octubre, 1987

Virgen de Guadalupe, 21-33
Esplugues de Llobregat (Barcelona)

Printed in Spain — Impreso en España

ISBN: 84-01-90158-8 — Depósito Legal: B. 37.003 - 1987

Impreso por Gráficas Soler, S. A. — Luis Millet, 69
Esplugues de Llobregat (Barcelona)

INTRODUCCIÓN

El hombre que tiene una gran experiencia sexual, posee seguramente informaciones de gran valor sobre la variedad de temperamentos y conductas femeninos en materia de sexualidad.

Sin embargo, no podrá nunca sentir desde el interior lo que la mujer experimenta realmente.

Una mujer, en cambio, puede expresar con más precisión las sutiles variaciones de una misma caricia, variaciones que pueden estimularla o, por el contrario, dejarla indiferente.

Ahora bien, hasta el presente, los manuales de sexología prácticamente sólo han sido escritos por hombres.

Me parecía pues interesante llenar esta laguna y, como mujer, dar al lector un análisis de lo que las mujeres sienten, lo que buscan en un hombre y cómo, mediante ciertos signos, expresan, por ejemplo, el placer o la expectativa.

Mi objetivo es que este libro pueda dar una visión complementaria (debido a que es una visión interior) de los manuales ya existentes, que tratan generalmente este tema desde un ángulo más estadístico o tipológico.

Al expresar el punto de vista de la mujer, he desarrollado el tema de manera femenina; es decir, sin separar el aspecto físico del intercambio amoroso de los niveles psicológicos o culturales al cual está profundamente ligado. En efecto, desde hace unos años se puede hablar verdaderamente de nuevos comportamientos afectivos. La pareja actual busca un nuevo rostro, intentando múltiples combinaciones psicológicas. Era pues importante integrar una visión nueva de la comunión sensual, que esa búsqueda de un nuevo modo de vida afectivo que realizan las parejas de hoy.

No pienso que hayamos encontrado una solución ni siquiera que estemos a punto de vislumbrarla. Nuestra sociedad está en plena mutación, tanto en el plano económico como en el científico y en el cultural, y nos encontramos actualmente demasiado inmersos en un período de transición —sin saber hacia qué nuevo tipo de sociedad vamos— como para que estos problemas puedan ser resueltos colectivamente.

Sin embargo, me parece que una comprensión general de todos estos factores en movimiento —tales como la sociedad, la ciencia, el nuevo papel de la mujer— puede ayudarnos en cierta medida a comprender cuál es la verdadera naturaleza de los problemas que se nos plantean, de dónde vienen, y sobre todo cuáles son las nuevas necesidades que se expresan en las parejas.

En el curso de las últimas décadas, la mujer ha vivido una fantástica transformación de su modo de vida, de su papel en la sociedad y en la pareja, y de sus aspiraciones, creándole al hombre la necesidad de adaptarse continuamente.

Esta transformación está lejos de haber terminado y se expresa de modo diferente en cada mujer. Pero la necesidad de cambio es tan fuerte en ellas, que si el hombre no quiere tomarla en cuenta la pareja se expone a ser puesta en entredicho.

Por su lado, aunque esto se exprese de manera menos aparente, el hombre también está cambiando y con el mismo empeño. Le es necesario comprender simultáneamente el cambio de sus propias aspiraciones y la transformación de las necesidades de la mujer.

Este libro no pretende aportar soluciones a los problemas de las parejas ni hacer una clasificación estadística de lo normal y de lo anormal en materia de comportamiento sexual. Su objetivo es más bien el de confiar a los hombres, de manera no dogmática y no categórica, lo que una mujer puede sentir frente a tal o cual caricia, lo que espera y cómo manifiesta sus deseos sensuales. También intenta hacer particular, en la medida en que son vividas por la mujer, las intuiciones de ese equilibrio femenino-masculino hacia el cual todos tendemos, tanto psicológica, en nuestras relaciones íntimas, cuanto socialmente.

En este libro, que tiene su contrapartida en *Cómo hacer bien el amor a un hombre* (1), he querido evitar repeticiones inútiles, lo que me ha llevado a no tratar más que parcialmente ciertos temas tales como la penetración, los movimientos conjuntos del hombre y de la mujer, las posturas, los métodos de control de la eyaculación, temas éstos que están extensamente desarrollados en el otro libro.

En éste he preferido pues los temas que interesan particularmente a los hombres actuales, a los hombres que se interrogan e intentan hacer su vida afectiva más creativa y más armoniosa.

1. Plaza & Janés Editores, Barcelona, 1986.

I. ¿EL «LIGUE» ESTÁ PASADO DE MODA?

Las nuevas formas de vida social han transformado completamente las relaciones entre hombres y mujeres.

Vemos aparecer nuevos comportamientos que son, también ellos, transitorios y dejan lugar a nuevas formas de relación: nos hallamos en plena mutación, tanto física como social, y todos los aspectos de la cultura se ven afectados por ella, a todos los niveles, desde el más íntimo al más general, desde la manera de vivir las relaciones de pareja hasta los nuevos métodos de investigación científica.

Actualmente es imposible prever hacia qué nueva imagen de la pareja o de las relaciones afectivas tendemos, pues parece que muchos esquemas de relaciones diferentes han sido adoptados y luego rechazados. Es un tanteo que provoca tensiones, a causa de una perturbación fundamental del papel de cada sexo. Aunque sin desequilibrio pasajero, y sin conflicto, no podría haber evolución.

La forma de relación arcaica, con los dos papeles separados del hombre y de la mujer, saltó en pedazos al comienzo de la era postindustrial.

Este cambio social está lejos de haber terminado, lo que hace casi imposible un modelo estricto para las parejas actuales. En efecto, nos hallamos en un período de transición a nivel planetario y muchas cosas deberán reorganizarse antes de que una nueva forma de vida afectiva pueda imponerse.

En ciertos aspectos estamos actualmente en la misma situación que en la Edad Media, cuando los pequeños señores de provincia luchaban entre sí. Las soluciones a los problemas económicos y ecológicos que se plantean en la actualidad no pueden encontrarse más que a escala planetaria.

Una nueva conciencia aparece en el hombre. La información circula internacionalmente. Los sabios y eruditos del mundo entero intercambian su saber y sus descubrimientos.

Una enorme mutación de la Humanidad aparece en el plano de la conciencia. Los seres despiertan a nuevas facultades de telepatía o precognición, y la ciencia aborda finalmente los ámbitos de lo mental y de lo espiritual.

Por último, nuestras conquistas espaciales pueden enfrentarnos pronto a una de las mayores crisis que puede atravesar un planeta: el descubrimiento, y el reconocimiento, de otros seres pensantes y de otros mundos habitados en el universo.

Esta crisis de la conciencia y de la vida en la Tierra durará tal vez una veintena de años, produciendo muchos trastornos en los diferentes países. Los dogmas, los esquemas, fijos de comportamiento, los modos de vida tradicional, ya no pueden ser mantenidos pues ya no corresponden con una sociedad en movimiento, dinámica, con una sociedad en cambio.

Todo lo que está fijo, todo lo que quiere inmovilizar al hombre en una estructura o en un modo de vida definido, estalla.

Por eso los problemas planteados actualmente a las parejas son tan extendidos y cruciales. Desgraciadamente no hemos encontrado una solución ideal y quizás es prácticamente imposible encontrarla ahora. En el mejor de los casos, podemos adaptarnos con mayor facilidad y armonía a una vida que perpetuamente se pone en entredicho y encontrar en nuestra propia vida afectiva una solución individualmente satisfactoria.

Dejemos que la Humanidad, mediante ensayos y errores, tantee a la búsqueda de la futura vida social, puesto que nos hallamos al final de la civilización materialista e ideológica y al comienzo de una civilización de conciencia planetaria. Recordemos la frase de Malraux: «El siglo XXI será espiritual o no será.»

La revolución de los años setenta

Durante la ola de explosión sexual de los años 60, que reivindicaba una libertad sexual contraria a los prejuicios y normas sociales, muchos jóvenes buscaron múltiples experiencias sexuales, en beneficio del erotismo, del placer pasajero y del desenfreno, quebrando las antiguas estructuras. Era también el primer gran paso de la liberación femenina, del rock febril, de los ritmos que ponían por primera vez el cuerpo y la mente en un estado de dinamismo creciente.

Luego, hacia los años setenta, una nueva corriente apareció con la onda *hippie*, más centrada en lo espiritual. Sin cuestionar lo ya adquirido en cuanto a libertad y placer, se buscó además una unión con las fuerzas cósmicas, la armonía con los demás en el amor, y se preconizó la paz y la serenidad como reglas de vida.

Esta generación viajó mucho, sobre todo al Asia, recogiendo las enseñanzas de las antiguas civilizaciones espiritualistas. Occidente estaba desacreditado porque sus valores eran demasiado materialistas: competencia económica, luchas ideológicas, poder del dinero, etc.

Los jóvenes de aquella época tenían tendencia a huir de la sociedad tecnológica y vivían marginalmente su ideal. Se asistió al nacimiento de comunidades establecidas según una visión espiritual de la existencia, aunque abiertas a todas las relaciones amorosas: nadie pertenecía a nadie, nadie estaba ligado con alguien; todos vivían libremente sus deseos.

Estas comunidades tenían tres particularidades: por una parte, la necesidad de una autoridad paternalista de tipo gurú; por otra, el amor libre entre los miembros (desafiando la ley de posesión que había regido a las parejas durante los últimos siglos) y, finalmente, la igualdad de los sexos.

Rápidamente la comunidad apareció como inviable a largo plazo. Entonces las parejas volvieron a formarse en el interior de los grupos. Mientras las jóvenes parejas americanas viajaban con muchos niños, las europeas, tal vez más pobres, se cuidaban de tenerlos. Generalmente estas parejas se separaban, causando graves problemas a los niños principalmente en Estados Unidos.

Nuevo centro en los años ochenta

En los años ochenta, la marginalidad se ha vuelto caduca. La fiebre de los viajes se vive hoy en pequeños tramos. La juventud está integrada en la sociedad. A la serenidad sucede la velocidad, el *speed*. Se siguen prefiriendo las relaciones de grupos, pero el grupo es más extenso, menos sectario, reúne muchos niveles y es indiferente a la edad. Estos grupos están formados generalmente por parejas más perdurables; todavía se prefieren la armonía y la igualdad; se busca una calidad dentro de la pareja y no ya una cantidad de experiencias. Al retiro marginal ha seguido la interacción creativa con lo social.

Sin embargo, la presión de lo social y el rompimiento de los *roles* producen graves problemas de adaptación en estas parejas. En los Estados Unidos, la crisis es tan grave que se asiste a una incomprensión total entre los sexos, que llega incluso a la separación y a la creación de barrios completos de homosexuales. Ahora bien, lo grave no es la homosexualidad en sí, sino la manera como ella se expresa, con un desprecio feroz por el otro sexo. Ya no se encuentran en EE.UU. aquellas legendarias amistades «puras» y profundas que existían entre ciertos hombres homosexuales y mujeres, y a la inversa. Esta homosexualidad ya no es una experiencia entre muchas otras, como lo fue en los años setenta, sino que se la erige en dogma, con sus leyes y sus prohibiciones.

Muchas conjunciones de planetas pesados, muy cercanos, favorecen la creatividad y la toma de conciencia, pero perturban grandemente las relaciones afectivas. Parece que coexisten todas las formas de relación. Numerosas mujeres viven con hombres más jóvenes. En la mayoría de las parejas el aspecto financiero es vivido como secundario y el hombre y la mujer se ocupan de él por turnos, con lo que cada uno tiene así la posibilidad de desarrollar plenamente sus dotes artísticas o sus inquietudes culturales.

No es infrecuente ver mujeres asumiendo el papel social y financiero de la pareja. El hombre y la mujer comparten las tareas domésticas y el cuidado de los niños. Algunos padres prefieren quedarse en casa, ocupándose del bebé y del hogar, al tiempo que se dedican a un *hobby*, dejando que la mujer trabaje fuera de casa y traiga el dinero necesario.

Se ve pues que las relaciones con el trabajo y con el dinero se han modificado completamente. Algunas parejas prefieren limitar sus necesidades con tal de vivir con más plenitud los aspectos cultural y artístico. Los jóvenes ya no se entregan de lleno en el trabajo, salvo si tienen la suerte de desarrollar en él alguna pasión primordial, lo que sigue siendo raro. En cambio, se dedican a una investigación, a alguna creación, a cierto modo de vida, y el trabajo remunerado ya no aparece más que como una necesidad estricta que se evita confundir con lo esencial.

Esto es aún más notorio en los EE.UU.: cuando se le pregunta a alguien: «¿Qué haces en la vida?», responde: «Pinto, hago música, etc....», y uno está obligado a replantear la pregunta: «¿Qué haces para vivir?» «¡Ah, mi trabajo!, pues me dedico a...»; esta segunda pregunta le parece tan fútil que el americano se asombra de que se la hagan, como si eso pudiera enseñarnos algo sobre quién es realmente.

Cómo desean ser abordadas las mujeres

Los profundos cambios acaecidos en su psicología llevan a la mujer a advertir de muy diferentes maneras la aproximación del hombre. Numerosos esquemas de acercamiento se han vuelto totalmente caducos y producen risa.

El aspecto fundamental del nuevo modo de aproximación, que tiende a generalizarse, es la connivencia de los seres que intercambian frases y consignas.

El mayor grado de intuición y la capacidad del hombre y de la mujer para sentir la atmósfera psíquica y sensual que nace del otro, hacen que las solicitudes llenas de ambages o las maneras encubiertas de piropear, que en el fondo son confesiones, hayan caído completamente en desuso.

En una palabra, parece que en verdad el «ligue» clásico ha pasado de moda. Esta connivencia de los ojos y del cuerpo puede establecerse a través de diferentes situaciones: puede ocurrir durante una discusión acalorada a propósito de un tema en el que las posturas estén muy alejadas y en el que cada uno va a sentirse turbado por las cualidades de inteligencia y corazón expresadas por el otro, seducido por la visión de la vida que lo impregna. Si, además, «la corriente pasa» a nivel psíquico, a partir de cierto punto de intimidad creado por la discusión ambos sabrán, sin necesidad de expresarlo, que algo diferente va a ocurrir.

Lo más habitual es que, favorecidas por un intercambio global de este tipo en el que las cualidades íntimas de la persona se expresan libremente, las relaciones que se establezcan sean más ricas, con independencia de su duración.

Este hecho expresa un deseo de exigencia por parte de la mujer, que considera ya no sólo el atractivo físico del hombre sino sobre todo las cualidades de armonía y de intimidad del intercambio. La mujer, actualmente, busca ante todo un amigo; es decir, a un hombre que esté cerca de ella, capaz de escucharla y de comprenderla. La cualidad primordial que se busca es la posibilidad de confiarse, de no tener que ocultar nada porque se siente comprendida.

Se trata pues de una relación armónica y de un clima de confianza mutua y de comunión profunda.

En las décadas precedentes las parejas reflejaban una relación muy dualista, en la que el marido era raramente un amigo. Los psiquismos eran demasiado antagónicos, los *roles* sociales demasiado opuestos para que pudiera desarrollarse un clima amistoso; pero cuando los hombres y las mujeres intentan desarrollar y equilibrar los dos polos femeninos y masculinos de sus personalidades, el dualismo tiende a reducirse y se instala la armonía... no sin choques, claro está, pues los antiguos esquemas inculcados en la infancia resurgen a veces con fuerza y es difícil analizarlos y superarlos.

La cualidad intuitiva de estos nuevos intercambios hace que la antigua verborrea sea ridícula e inútil.

Si una mujer busca ante todo a un amigo, difícilmente se dejará seducir por propósitos tan superficiales como: «Qué hermosa está usted esta noche», o «¿Qué hora es?», u otros pseudopoéticos: «Me gusta su jardín.»

En la última década apareció también una onda psicoanalítica, que producía frases de este tipo: «La siento incómoda con usted misma, debe tener problemas...»

Existe igualmente una onda ufológica que se expresa más o menos en estos términos: «Busco venusianas exiliadas en la Tierra pues las potencias cósmicas me han enviado para revelarles el amor venusiano...»

También es corriente el hombre de mundo, viscoso, que no desperdicia ocasión de acariciarte el brazo y de cogerte la mano durante diez minutos dando por hecho que ya estás en su cama.

El simple hecho de que la mujer haya tenido desde joven muchas experiencias le permite saber lo que se oculta detrás de este tipo de avances. Intuye, aunque la colmen de cumplidos, cuándo la relación será larga, apasionada y conflictiva, y también si será una aventura insignificante que durará poco.

¿Cómo abordar entonces a las mujeres?

Justamente parece que la forma de aproximarse se vuelve cada vez más simple y cada vez menos formal o esquemática.

Inútil pues cargarse de formalidades e intentar mostrarse aventajado. Lo importante es crear una corriente de complicidad; sea a distancia, mediante miradas, sea de cerca hablando de cualquier cosa para, de pronto, cuando veas que existe una respuesta positiva por parte de la mujer, poner un tema de conversación acorde con lo que le interesa.

Si consigues que ella exprese algo que la conmueva profundamente, sea en el plano social o en su vida personal, entonces habrás ganado una amiga y, si no se opone nada decisivo, también casi con seguridad una amante.

Por esto es preferible hacer hablar a la mujer mediante hábiles preguntas, desmostrándole que la comprendes, antes de hablar tú con el propósito de «deslumbrarla».

Dirás que puedes fascinar a las mujeres con tu belleza física o tu posición social, pero este tipo de relaciones serán siempre superficiales y decepcionantes. Una mujer no será nunca tuya de una manera profunda si no se confía interiormente, en su intimidad más secreta, y si no encuentra en ti un interlocutor favorable y un eco amistoso; en fin, si tú mismo no te has confiado a ella, quitándote la máscara social.

Cuando se logra esa complicidad y las miradas demuestran el deseo de llegar más lejos, las frases más simples y más cortas serán las mejores. Sin embargo, es mejor no cometer la brusquedad de proponerle a la mujer ir a tu casa porque, incluso si está fascinada, puede ofenderse y ponerte alguna traba. Mejor propónle discutir más tranquilamente en un café, para que puedas permanecer atento a su deseo mudo. Si se va, dale otra cita en un restaurante. Si no trata de irse pero permanece a medias seducida y a medias temerosa, invítala a pasear.

Si, a través de su actitud, ves que trata de animarte y que has logrado un grado de intimidad tal que sientes que algo distinto debe suceder, entonces será muy cautivador para ella que le digas simplemente: «Ven, salgamos de aquí», y que, poniéndole un brazo en el hombro, la lleves a tu casa sin decir nada o a lo más murmurándole: «Vamos a mi casa, ¿quieres?»

Si buscas una compañera para la noche o una aventura pasajera, entonces debes utilizar medios de aproximación más directos, incluso imprevistos, si te has cuidado de verificar que la mujer también busca ese tipo de relación.

Puedes estar seguro de ello si la mujer se inclina sensualmente hacia delante, si excita a todos los hombres que encuentra, si se muestra segura de sí misma y hace reír a los hombres, hablando lo suficientemente fuerte como para que la oigan en todo el corro, o hablando superficialmente con todo el mundo.

En cambio si ella es tímida o mucho más joven que tú, puedes estar seguro de que está enamorada de ti si ves que te mira intensamente, sin perderse ninguna de tus palabras; colocándose, debido a la fascinación, en una situación imposible para actuar con naturalidad y para tomar parte en la conversación.

Con el primer tipo de mujeres, muy extrovertidas,

es mejor que te aproximes con bromas o réplicas acerbas que le den la oportunidad de tomar la iniciativa. Si estás seguro de que ella te desea también, la puedes seguir discretamente a un lugar solitario y allí, abordándola por la espalda, puedes envolverla con un gesto rápido, tomando sus senos con tus manos o besándole el cuello; y también, incluso en público, puedes abordarla por sorpresa con una caricia muy sensual.

Si sientes que está decidida a conquistarte, déjala acercarse sola, que haga el primer gesto.

En cuanto a las mujeres introvertidas, propónles mejor un baile, o llévalas a la terraza o a un lugar más solitario. Ofréceles alcohol y háblales suavemente de tu vida personal o íntima, o de tu pasión. Luego, cuando la mujer está más relajada y preparada al abandono, detén toda conversación y bésala largamente en la boca.

Demórate el mayor tiempo posible en caricias lentas y profundas, en su rostro, en su cuello, después en su pecho, alternadas con besos largos, antes de proponerle partir juntos.

Lo importante con este tipo de mujeres es que te acomodes a su ritmo, que necesita mucha profundidad, lentitud y delicadeza, así como un arte consumado en los pasos preliminares.

[illegible] nuestro [illegible]
bar que le dé la oportunidad de tomar la iniciativa.
Si es [illegible] pueda [illegible]
seguir [illegible] un [illegible]
[illegible]
[illegible]
[illegible]
[illegible]
Si sabemos que está decidido a [illegible]
[illegible] más que [illegible]
[illegible]
[illegible] por un lado [illegible]
[illegible]
[illegible] de personal [illegible] o de la granja. Luego [illegible]
[illegible] mayor está más [illegible] y [illegible] al [illegible]
[illegible]
Demostrar el mayor [illegible] posible [illegible]
[illegible]
[illegible]
[illegible]
[illegible] es que
[illegible]
[illegible] delicadeza, así como [illegible] en
los pasos preliminares.

II. LA SEXUALIDAD FEMENINA

El psiquismo de la mujer

Pocos hombres se dan el trabajo de despertar plenamente el cuerpo de la mujer, tal vez porque ignoran hasta qué punto la sexualidad femenina es radicalmente distinta de la de ellos.

En efecto, en el hombre el deseo es más intempestivo; se impone a todo el ser mediante una solicitud brusca y evidente.

En la mujer, el nacimiento del deseo es más sinuoso, la necesidad física más interiorizada y difusa; a menudo, el deseo es en ella menos directo y localizado.

Es muy importante que el hombre advierta que, en las mujeres, lo psíquico y lo físico están íntimamente ligados, hasta el punto de que hay pocas mujeres que pueden hacer el amor con un hombre sin sentir algo por él; por contra, esto es muy corriente entre los hombres.

El psiquismo de la mujer, su estado de ánimo, su afectividad y su amor van así a intervenir de manera primordial en sus sensaciones físicas. En una mujer que no tiene ganas de hacer el amor o que está contrariada, el placer se verá terriblemente mitigado y el intercambio sexual no hará más que agravar su contrariedad y su falta de ganas.

Es en extremo importante recordar placeres sensuales vividos en común para estimular el deseo, por lo que sería un grave error forzar a una mujer a hacer el amor cuando no tiene ganas: podría retardar aún más su próximo deseo.

Si un hombre no se preocupa por despertar mediante caricias preliminares el cuerpo de la mujer y si ésta se ve frustrada a menudo en su placer, puede perfectamente convertirse a la larga en alguien psíquicamente frígido; es decir, que temerá un acto sexual tan poco satisfactorio y no obtendrá de él ningún placer. Un bloqueo psíquico puede así obstaculizar el placer físico de la mujer, pese a que ningún órgano esté perjudicado y el bloqueo no se pueda definir como neurótico, ya que estará localizado únicamente en su compañero de lecho. Si esta mujer hace el amor con otro hombre, más avisado y más sutil, recuperará instantáneamente todo su potencial de sensualidad.

En el hecho de despertar progresivamente a la mujer en todas las zonas erógenas de su cuerpo incide, por lo tanto, una armonización psíquica de los dos amantes.

Es el tiempo necesario para que dos seres establezcan una ruptura o en lo cotidiano y refuercen su relación afectiva.

Si la mujer no tiene una sensualidad óptima en ese momento, quiere decir que la relación amorosa no está actualizada o no es demasiado rica. En este caso, es preferible anudar una conversación íntima con la mujer, acariciándola y sin solicitarle nada, de modo que se pueda restablecer la armonía sentimental. Hay que esperar el momento en que ella esté perfectamente dispuesta, para preservar la concordia de la pareja.

Las caricias preliminares son pues una necesidad para la mayoría de las parejas: no tenerlas en cuenta puede crear numerosos problemas, tanto en el plano sentimental como en el sexual.

Por cierto, no hay que tomar esta consideración a rajatabla: es más bien un principio básico de la relación que, en momentos excepcionales, puede ser radicalmente transgredido.

Podemos también encontrar el exceso contrario, es decir, el hombre que prepara casi sistemáticamente a la mujer, con una lentitud calculada, hasta que su compañera se irrita con esta lentitud y su deseo desciende al sentir frenada su espontaneidad.

Este caso revela varios errores:

1) El hombre no ha advertido que la mujer deseaba una intensidad mayor en las caricias.

2) Permanece en un punto preciso o en una caricia determinada sin darse cuenta de que ya no existe respuesta positiva de su compañera y que habría necesitado cambiar de táctica.

3) Se dedica a hacer algo que previó o decidió de manera sistemática, es decir, sin entregarse él mismo sensualmente y olvidando anteponer la espontaneidad y el diálogo entre ambos cuerpos.

Felizmente, el ser humano es muy complejo; nunca un día es igual al siguiente; esto también es válido para los sentimientos o las sensaciones. Lo que permite que el intercambio amoroso no sea nunca idéntico a sí mismo y conserve todo su encanto.

Es importante darse cuenta de que mientras más rica sea la personalidad de alguien, más complejo será su psiquismo, más facetado; asimismo, mientras más compleja es la persona que tienes contigo, más primordial será la necesidad de vivir lo inesperado, la profundidad sensual, la espontaneidad y la armonía.

Por ejemplo, cuando sientes que tu amiga se halla con un humor particularmente expansivo, nada impide que la solicites franca y apremiantemente. Y si tu solicitud ocasiona una reacción sensual igualmente intensa, puedes entablar la relación casi sin preliminares. En efecto, lo interesante es que varíes tus maneras de acercarte; esto es tanto más necesario cuanto estable y durable sea tu relación.

Lo previsto y lo espontáneo

El hombre, debido a su constitución física, está llamado a desempeñar un papel más activo que la mujer. Rápida y naturalmente se da cuenta de que el desarrollo del acto depende de su propia iniciativa. Evidentemente, esto es así en una gran proporción. Sin embargo, la conciencia de esta responsabilidad puede llevar a alguno a prever —incluso a programar— tan exactamente el desarrollo del acto que cualquier intervención activa de la mujer puede trastornarlos hasta el punto de hacer surgir entre ellos un bloqueo difícil de superar.

En nuestra época, en la que cada ser, sea hombre o mujer, tiende a desarrollar interiormente los dos polos de su personalidad (activo y pasivo), la mujer se vuelve cada vez más insatisfecha de un papel exclusivamente pasivo y tiende a volverse más espontáneamente activa durante el amor, lo que expresa una posición más creativa en lo social y en lo cultural.

En cuanto al hombre, en la actualidad acepta fácilmente sus facetas de ensueño y de dulzura, al tiempo que inicia una relación con su propio inconsciente (con su *persona*) y desarrolla las potencialidades intuitivas y globales de su mente.

Por lo tanto, es preciso que el hombre esté atento a la nueva forma que surge en las parejas y, por extensión, en todo el cuerpo social: que cada hombre y cada mujer busque activamente vivir y expresar plenamente los dos polos masculino y femenino de su personalidad. Una pareja constituida por dos seres que tienden individualmente a ser completos progresa hacia una armonía psíquica extraordinaria, pues consigue sentir sus intimidades como una unidad. En los últimos tiempos, conviene señalar, asistimos a una intensificación muy nítida y rápida de la intimidad de la pareja.

Al vivir íntimamente nuestras diferencias corporales, hemos llegado a ser capaces de «comprender», por identificación con el otro, sutiles matices psicológicos, a causa principalmente de que los sentimos en nosotros mismos. Esta cada vez más grande intimidad, a la vez física y psíquica, parece abrir la vía a una comunión de tipo «telepático» en las relaciones sentimentales. Razón por la cual cada vez se producen entre las parejas más coincidencias repetidas y a veces verdaderos fenómenos telepáticos.

Es evidente que si tratamos de aprisionar al otro, nos aprisionamos simultáneamente a nosotros mismos.

La armonización de los dos polos psíquicos en un integrante de la pareja ocasiona una tendencia al equilibrio idéntica en el otro. ¿Por qué? Porque si el hombre libera su lado femenino, si expresa su *ánima*, no puede seguir reduciendo a la mujer a su propio polo femenino. La manera como vive su feminidad complementaria instaura una interacción entre los opuestos complementarios de la vida, y si estos opuestos psíquicos y mentales están en interacción se equilibran; la distancia que existía antes entre los dos sexos y entre dos modos de comportamiento tiende progresivamente a hacerse menor, lo que abre la vía a una era mucho más armoniosa en lo social e incluso en la cultura.

En el intercambio amoroso es pues necesario que el hombre deje un lugar a la creatividad y a la acción espontánea de la mujer. Así, debe encontrar un equilibrio y un juego sutil entre la visualización de un posible plan, su propia espontaneidad y la acción espontánea e inesperada de su compañera. El plan previsto y el ánimo psíquico deben servir como telón de fondo y no como desarrollo inexorable y determinado, so pena de sentirse frustrado si surge algún viraje imprevisto.

Sólo en el intercambio posible y espontáneo de sus papeles activos y pasivos, los hombres y las mujeres podrán acceder a una más profunda armonía de la pareja.

Cómo reconocer la respuesta positiva de la mujer

Ya que hemos establecido que una de las necesidades primordiales para que el intercambio sexual tenga una respuesta óptima es que el hombre esté permanentemente a la escucha del placer de la mujer, no estaría de más que explicáramos cómo reconocer una respuesta favorable de la mujer a tal o cual caricia que tú le prodigues.

Por supuesto, también en esto las respuestas son divergentes de una mujer a otra. Esto hace que la relación sexual pueda ser tan rica y tan profunda si una pareja que se conoce bien realiza el esfuerzo necesario.

Mientras no hayamos obtenido la armonización íntima de los dos psiquismos, que les permita sentir casi telepáticamente el estado sensual y mental del otro, estaremos obligados a referirnos a los signos externos, que generalmente se expresan claramente y cuya descodificación es relativamente fácil. Aquí tienes una lista, por cierto aproximativa, de los signos mediante los cuales la mujer expresa habitualmente su placer. Ni que decir tiene que es preciso asegurarse que corresponda con la realidad cuando te hallas frente a un caso particular.

— Lanza exclamaciones de placer, o murmullos que varía según la intensidad de sus sensaciones. Si la mujer se expresa así, audiblemente, será fácil darse cuenta de una ausencia de sensaciones si los sonidos disminuyen o se detienen.

— Acompaña la caricia o el movimiento con ondulaciones o sacudidas de su propio cuerpo. La excitación de ciertos puntos precisos, como el clítoris, puede llevar a la mujer a hacer movimientos nerviosos incontrolados. Sin embargo, hay que poder distinguir entre una sensación muy intensa y un punto más allá del cual la excitación se convierte en insoportable, hasta dolorosa. Así, incluso si la mujer manifiesta todos los signos del placer pero en un momento dado retira tu mano o lanza grititos estridentes, debe advertirse que ha alcanzado ese punto y que debes cambiar de caricia. En una mujer de este tipo, una caricia que la deja fría se traduce en una ausencia de movimiento así como en una rigidez del cuerpo.

— En la mujer que no se expresa ni audiblemente ni mediante movimientos del cuerpo, se puede comprender la profundidad de sus sensaciones en la expresión de su rostro. En los momentos de gran placer, tiene generalmente los ojos cerrados, la boca abierta y su expresión facial es tensa.

— Hay otras mujeres que expresan su gozo acariciando al hombre, atrayéndolo hacia ella, sujetándolo a veces de las caderas para aumentar la intimidad del contacto. A menudo este tipo de mujer mira intensamente a los ojos de su compañero, la mayoría de las veces sonriendo.

Todos estos modos de expresión pueden alternarse en una misma mujer; según sea su estado de ánimo, estará más dispuesta a una expresión sonora o silenciosa, más extrovertida o más intimista.

Las jóvenes son generalmente más introvertidas y tienden a ser menos activas y demostrativas; su manera de sentir el placer puede sin embargo llevarlas a enormes alturas sensuales, aunque esto es independiente del hecho de que hayan o no experimentado el orgasmo.

En el intercambio amoroso es importante experimentar diferentes atmósferas psíquicas, incluso si la mujer te manifiesta lo que prefiere; en efecto, es posible que dejes de lado una faceta de la sensualidad de tu compañera por aferrarte a un solo tipo de atmósfera psíquica. Por otra parte, la misma mujer puede, pese a su experiencia, no haber descubierto todos los recursos de su sensualidad y verse limitada por apriorismos mentales o experiencias anteriores. Por eso, varía tus contactos: de la suavidad a la picardía, de la sorpresa —incluso con cierta violencia—, a una actitud protectora, de lo muy masculino y potente de tu naturaleza a un requiebro casi femenino.

Hay que recordar que ninguna mujer se parece a otra y que en una misma mujer el placer variará de una experiencia a la siguiente, no sólo en función de la duración del contacto, sino también en función de la presión que proviene de su papel social o familiar y en gran parte también en función del humor y del estado afectivo de la pareja.

De esta manera, no puede decirse que porque una mujer ha rechazado una vez un cierto tipo de caricia no vaya a tener ganas de él en otra ocasión. Su sensualidad varía de intensidad en función de sus ciclos y también por la influencia de la Luna. Algunas mujeres prefieren una relación muy fuerte, casi violenta, durante sus reglas o con luna llena. Otras no soportan durante este período ciertas posturas en las cuales la penetración es demasiado profunda.

Hay otras incluso a las que no les gusta tener relaciones sexuales durante el ciclo menstrual. Estas variaciones, insisto, pueden encontrarse en una misma mujer.

A una mujer le gustará un día hacer el amor muy rápida y sensualmente, en tanto que otro día preferirá un acto muy largo, con grandes y suaves preliminares. En cuanto a la intensidad de la sensación experimentada, no creas que está en función de la intensidad del gesto. Muy al contrario. Es posible que una caricia muy suave, con un mínimo de participación sensual del hombre que la hace, lleve a la mujer a un placer mayor que una caricia rápida y brusca. Es preciso que la fuerza siga progresivamente el ascenso del deseo. Una caricia demasiado dura al comienzo del acto puede tener efectos desastrosos. En ciertas mujeres las zonas profundas de la vagina son dolorosas si no se las explora progresivamente. Por esto, y a menos que se trate de casos excepcionales, es preferible comenzar con caricias llenas de dulzura, con roces y estremecimientos.

La brusquedad puede llevar a la mujer a contraerse o a sentir un bloqueo psíquico; a partir de este momento no podrá proseguir el acto con su sensualidad normal y su placer estará terriblemente mitigado.

También es interesante observar que el hombre tiende a buscar a la mujer sólo cuando siente su propio deseo y a rechazarla cuando no lo siente. Es frustrante para la mujer que el hombre no haga el esfuerzo de responder a su deseo cuando éste aparece, sobre todo si esta situación tiende a repetirse sistemáticamente. Es evidente que no siempre estamos en condiciones de responder y que es preferible no hacer el amor antes que hacerlo sin ganas, aunque es importante que exista una respuesta suficiente al deseo de la mujer.

Así, hay que tener presente que en materia de sexualidad no hay nada escrito, ni sobre la duración del acto, ni sobre las preferencias sexuales, ni sobre la personalidad sexual de la mujer.

La única regla que puede observarse es la atención debida al otro, a su placer inmediato, a su sensualidad del momento. Es pues necesario ser muy dúctil, dispuesto a doblegarse ante una variación del humor, atento a cambiar de caricia, de zona o de postura según la respuesta del otro, tratando de optar por la espontaneidad y la innovación en aras de la armonía sensual de los amantes.

En resumen, se puede afirmar que, en materia de amor, hay que evitar todo lo sistemático.

III. LO QUE LAS MUJERES BUSCAN EN UN HOMBRE

Tal como lo hemos señalado, las mujeres actuales buscan hombres que posean un equilibrio entre sus cualidades masculinas y femeninas.

Es significativo de esto que el término «machismo» se haya divulgado últimamente como definición de rechazo hacia un hombre de una masculinidad extrema, dominador, brutal, autoritario, seguro de su superioridad sobre el sexo «débil».

Dos grandes tendencias, que si se las examina bien tienen algo en común, existen en la actualidad: ambas rechazan el dualismo en el plano afectivo.

Una está representada por la homosexualidad, que procura a aquellos que la practican una mayor comprensión, una comunión en la identidad y en la anulación de las luchas psíquicas de los opuestos masculino y femenino.

La otra, por las parejas heterosexuales que buscan la armonía y la complementariedad masculino/femenino de cada ser, lo que desgraciadamente no se consigue sin luchas ni conflictos.

Las cualidades mentales y sociales

Nuestra época es la de la comunicación. La era de Acuario, en la que hemos entrado, se halla bajo el signo de las relaciones de grupos, de la fraternidad planetaria; esta era está regida por Urano, planeta de las mutaciones y de los descubrimientos, lo que lleva la acción espiritual a lo social, espiritualizando la materia.

Tras nosotros dejamos la era de Piscis, dualista y maniquea, que se ha caracterizado por las luchas ideológicas, por una jerarquización de la autoridad y por la rígida separación entre lo ideal y lo real, entre el placer y el trabajo.

Lo que las mujeres buscan en el hombre es un ser que tenga miras elevadas, que sea creativo, libre, capaz de ser fuerte y suave, espontáneo y receptivo a lo que ocurre a su alrededor, y, al mismo tiempo, estable en su carácter y sus ideas, abierto al mundo, que se sienta cómodo en la sociedad, que sea profundo en su sentido de la amistad.

En el plano social, lo que fascina a las mujeres es pues un hombre que no sea demasiado extravertido (y superficial) ni demasiado introvertido (replegado sobre sí mismo), sino que presente un equilibrio; es decir, que tenga muchos amigos pero que apreciará sin embargo un retiro amoroso y creativo.

En el plano intelectual las mujeres prefieren a alguien que no sea sectario ni dogmático, siempre entusiasta de las ideas nuevas, capaz de renovarse, en búsqueda permanente, y que sin embargo muestre cierta coherencia en su forma de ver la vida y se apoye en valores estables y elevados.

En el plano de la personalidad las mujeres soportarán mal a alguien que no sea autónomo, pues ellas ya han conquistado su propia autonomía. Ahora bien, la educación actual ha sido desastrosa para los muchachos al hacerlos depender de la parte maternal y al haberlos privado del conocimiento de todo lo que buscan las mujeres: a saber, un hombre que pueda prescindir de una mujer para vivir; es decir, capaz de asumir su propia vida en todos los aspectos. Lo que implica nociones de limpieza, cocina, hogar, etc.

En la generación anterior hubo numerosas parejas divorciadas y, por ello, un gran número de muchachos educados sólo por la madre. Por extraño que parezca, si estos muchachos llegaron a adultos comprendiendo mejor la psicología femenina, son por el contrario totalmente incapaces de asumirse, sea en el plano social y financiero como en el hogareño. La madre solitaria tuvo el impulso de empollarlos, haciendo todo por ellos y poniéndolos en un capullo de protección ociosa.

El aprendizaje del hombre respecto de la casa y de los hijos es pues asumido por la mujer, lo que crea roces y choques violentos en los hogares, que necesitan uno o dos años para estabilizarse más o menos correctamente. Parece que ese estadio ha sido prácticamente superado en EE.UU. y en los países nórdicos; aquí, en la Europa latina, aún estamos inmersos en el problema.

Hay que esperar que esta generación, que debió hacer tantos esfuerzos para readaptar la vida de la pareja en el sentido de compartir las tareas financieras y las familiares, sepa dar a sus hijos una educación más equilibrada en este sentido.

La idea de que existía algo así como una diferencia «jerárquica» entre los sexos, inculcada mecánica y casi inconscientemente desde la más tierna infancia, y transmitida de generación en generación en el curso de los últimos siglos, ha causado grandes males a la Humanidad en su conjunto: es necesario hacer algo para que no siga perpetuándose. No hay que impedirle sistemáticamente a la niña que afronte la vida social y hacerle comprender al niño que el hogar, el planchado y la costura no son trabajos de «mujercitas» solamente. Al contrario, aparece como primordial para el desarrollo armonioso de personas autónomas del mañana que demos a las niñas la misma libertad de movimiento que a los niños, entregándoles a unos y otras toda la información necesaria para que cuiden de su propia protección e integrándoles, desde la infancia y *con iguales derechos,* a las tareas cotidianas.

Esta evolución, que tiende hacia la armonización de ambos sexos y a su integración por partes iguales en todos los campos y necesidades de la vida, ya no puede ser contrarrestada. Debemos comprender pues su enorme poder equilibrador: se trata de la mejor posibilidad que tenemos de lograr una vida de pareja mucho más rica.

En efecto, es muy conveniente que el hombre (y la mujer) pueda tener una amiga y confidente por esposa, tanto como intercambiar con ella ideas de todo tipo, intelectuales, sociales e íntimas.

Así, sólo depende de nosotros hacer el esfuerzo de dar el paso y de no perpetuar en nuestros hijos los esquemas tradicionales que nos han deformado psíquicamente.

Las cualidades psíquicas y físicas

Las cualidades físicas más apreciadas por las mujeres reflejan las cualidades psíquicas que vamos a enumerar.

En el plano psíquico, la mujer busca en el hombre a un amigo y a un confidente, alguien sentimentalmente profundo y capaz de una relación duradera, y que al mismo tiempo exprese originalidad y fantasía.

A la mujer no le gusta que la consideren como madre, que se la adule como una diosa ni que la traten como un objeto. A menudo coexisten las tres instancias: nos gustaría que la mujer fuera una diosa-madre pero la confrontación de la vida real malogra la idealización y, por frustración y cólera, la tratamos como un objeto.

A todo ser equilibrado le gusta que lo tomen como lo que es: alguien que participa tanto de la grandeza como de la flaqueza.

En general, la mujer se siente contrariada por la grosería; es decir, una visión que ponga de relieve el lado más bajo de los seres y las cosas es considerada por ella como corrosiva y negativa.

Tampoco le gusta la sensibilidad enfermiza, la afectividad tortuosa y los delirios afectivos de ningún tipo. Por el contrario, busca un psiquismo más claro y más sereno, que permita encarar la vida con alegría y entusiasmo.

También huye la mujer de los hombres para quienes todo se convierte en un problema, el menor incidente en una catástrofe que los pone fuera de ellos mismos y cuya responsabilidad achacan invariablemente a los demás.

Por el contrario, si las dificultades y los incidentes se toman con humor, lo que implica una mayor facilidad para resolverlos, constituirá un gran alivio para ella.

La mujer también se mostrará fascinada por la eficacia de un hombre que resuelva con rapidez los problemas que se le planteen, si él posee un espíritu de decisión vivo y preciso, y también si demuestra cierta envergadura en los proyectos que emprende.

Sin embargo, aquí no se trata del clásico tipo del «hombre de éxito», que generalmente oculta tras su sonrisa de *spot* televisivo un orgullo insensato y una voracidad de lobo. Tal hombre es una plaga en el hogar: egoísta, frío, dominador y autoritario.

Finalmente, en el plano de la relación afectiva íntima, la mujer prefiere al hombre capaz de potencia y, a la vez, de ternura; estable en sus sentimientos y pese a todo con sentido del humor y fantasioso, que sepa dar con finura pero al mismo tiempo también recibir, lo que constituye la postura del amante y del amigo a la vez.

En el plano físico, se prefiere a la persona delgada, es decir ni musculoso ni canijo, cuyo cuerpo es liviano, más de aspecto felino que deportivo. El deportista «primero de la clase» parece que ha pasado de moda.

El vientre y los kilos de más también son desaconsejables, tanto para los hombres como para las mujeres.

La figura juvenil, cualquiera sea su edad, revela un psiquismo abierto y entusiasta.

Unos cabellos entrecanos pueden ser fascinantes.

Sus trajes deben estar perfectamente adaptados a su cuerpo y a su espíritu, y debe sentirse bien en su cuerpo.

De piel limpia, más seca que grasa, que refleje su aseo y su claridad psicológica.

Su cuerpo debe expresarse libremente, moverse con ligereza; éste es un detalle que revela que un hombre es (o puede llegar a ser) un amante excepcional, puesto que la ligereza corporal es una necesidad primaria para ello.

En la finura de los ademanes y de la expresión oral, la mujer descubre a un entendido en el Arte: sobre todo en la cualidad magnética y amigable que se desprende de su cuerpo.

Cómo llegar a ser magnético

Se puede observar así que no son tan importantes las formas particulares del cuerpo o del rostro, sino más bien la impresión global que se desprende de la persona.

Los rostros seductores de los jóvenes matrícula de honor ocultan a veces monstruos de orgullo y egoísmo. Los hombres que fascinan a las mujeres y son amantes solicitados no son necesariamente «hermosos» en el sentido plástico del término; sin embargo, su personalidad y el magnetismo que se desprende de ellos los hace irresistibles.

Efectivamente, parece que el magnetismo de un ser produce un cierto control de sí mismo y una receptividad comprensiva del otro.

El ser magnético es, en general, alguien que ha trabajado consigo mismo, en el sentido de educar su carácter; su visión del mundo es rica y le permite emplearse con entusiasmo en muchos ámbitos.

Es alguien que se plantea problemas, que se interesa en los demás y busca constantemente, insatisfecho con lo que ya sabe. Su comprensión extensiva del psiquismo de los seres hace que desarrolle una personalidad de múltiples facetas que le permite adecuarse a un número cada vez más grande de personas. Debido a que está seguro de sí mismo, no trata de dominar a los demás sino al contrario: sus ansias por comprender a un nuevo ser, por descubrir una idea nueva, hacen que sepa escuchar y establecer una relación rica y armoniosa, tanto si se trata de mujeres como de hombres. Por estas razones es especialmente querido como amigo y como amante: nunca se enfrenta a los demás en término de fuerza o desde posiciones de poder.

Este hombre despierta una confianza inmediata dado que valora los aspectos positivos de cada persona, entusiasmándose con sus proyectos; así, los demás se sienten reconfortados y secundados en sus intereses.

Si uno no se muestra orgulloso o pretencioso, sino que sabe descubrir la profundidad íntima del interlocutor, hace que éste se sienta inmediatamente cómodo en la relación.

Convertirse en un ser magnético

Como se puede imaginar, se trata de desarrollar cualidades globales, tanto intelectuales como sociales. No existen pues trucos determinados ni recetas en cinco lecciones. Tampoco es un don innato, se lo puede adquirir progresivamente.

De hecho, puede decirse que es más bien un modo de vida o una manera de ser deliberada, que poco a poco irá creando una personalidad más rica.

He aquí algunos modelos de comportamiento y técnicas que, si los aplicas en forma estable, desarrollarás tu magnetismo personal.

— Tener ganas de conocer cada vez más y no pensar que lo sabes todo.

— Aplicar el campo de tus lecturas y explorar modos diferentes de pensar.

— Poder integrarte en otras culturas, dejando temporalmente la tuya de lado. Esto demuestra tu capacidad para sentir una cultura diferente desde dentro antes de juzgar con los consabidos tópicos culturales.

— Ser capaz de poner en duda lo que ya sabemos y examinar los prejuicios, sean científicos, culturales o sociales.

— Tener amigos en los más diversos medios y de edades y razas diferentes.

— Ser capaz de mirar la vida con nuevos ojos, de entusiasmarse, de sentir la belleza.

— Ver el lado positivo de los seres y no sus defectos.

— Mantener amistades estables y dignas de confianza; llegar a ser aquel a quien siempre se recurre y al que se le pueden confiar las dificultades.

Esto implica no dejarse impresionar por el cúmulo de incidentes menores y por las flaquezas de uno mismo o de los demás, conservando la amistad intacta más allá de los azares de la vida. Sólo de esta manera se alcanzará la intimidad de las personas.

— Tratar de comulgar interiormente con los demás, con lo que tienen de más profundo, y no detenerse en la apariencia.

— No tener una imagen fija de sí mismo, no identificarse con un único papel o con una sola clase social, sino dejar nuestro futuro y nuestra personalidad completamente abiertos, libres de evolucionar y de cambiar.

— Tratar de conocer las raíces de nuestra propia identidad, nuestro ser profundo, ese que no cambia de dirección y que no pierde de vista el camino, incluso si la vida nos permite desarrollar en un momento dado tal o cual faceta imprevista de nosotros mismos.

— Percibir la vida, los seres y la situación actual en su globalidad, es decir, dentro de un esquema general, lo que te evitará perderte en los detalles.

— Vivir en armonía con el medio ambiente, con el impulso vital de la Naturaleza; sentir que somos la parcela de una conciencia más vasta, y armonizarse con el mundo como conciencia. Sentir que la vida, en todo lo que nos rodea, no difiere de nosotros mismos.

IV. FANTASMAS SEXUALES

Cuando el fantasma es aún una fantasía y no una compulsión enfermiza, puede aportar un toque singular en determinado momento.

Lo característico del fantasma es ser compartido por ambos amantes. Pero no debe ser convocado demasiado a menudo, so pena de perder todo su sabor. Él jalona la memoria del eros de recuerdos vivos, todavía cargados de una sensualidad sugerente, y pertenece a las regiones en las que el inconsciente expresa sus sueños, mediante asociaciones inconexas o símbolos ricos de vida desbordante.

Si se deja en libertad el inconsciente para expresarse bajo esta forma simple y simbólica, muchas pulsiones nacidas de la vida cotidiana se reabsorben y resultan transmutadas.

Todas las imágenes, todos los deseos profundos deberían manifestarse durante el acto sexual, ya que Eros permite que aparezcan bajo su forma aceptable: simbólica, indolora y edulcorada por el amor. Esta aceptación de la fantasía imaginaria del otro asegura el equilibrio psíquico de la persona y de la pareja. Manifestar los fantasmas es también la manera más simple de estar en armonía consigo mismo mediante la imaginación; este proceso es idéntico al que desemboca en la creación artística. Con la expresión de lo imaginario y del sueño, lo espiritual aparece en el universo erótico; al mismo tiempo, las pulsiones negativas son transformadas en corriente de vida que enriquece al ser.

Si toma forma simbólica, es decir, atenuada y embellecida, toda pulsión puede ser canalizada hacia el flujo vital, con lo que el inconsciente se purifica; mientras que si no se expresa, la pulsión puede ser reprimida y convertirse en un volcán peligroso, listo para entrar en erupción.

Los fantasmas, cuando surgen espontáneamente bajo una forma simbólica, incluso poética, tienen la virtud de ser reconocidos inmediatamente por el otro. Las raíces de nuestro inconsciente son las mismas en todos los seres, hombres y mujeres. Esto permite que la forma simbólica sea reconocida, aceptada y compartida, mientras que la pulsión que se expresa directa, violentamente, es siempre rechazada y genera enfrentamientos.

Cuando el hombre es presa de un fantasma sexual que no puede compartir, se excita muchísimo pero ya no hace caso de la mujer; la armonía de la pareja se rompe, y la mujer, que a menudo lo siente, tampoco experimenta placer.

Si el hombre logra controlar la fuerza de esta pulsión y expresa su fantasma bajo una forma atenuada, compartiéndolo, existen muchas posibilidades de que la mujer lo sienta también como un aumento del placer, con lo que la armonía no se rompe durante el acto sexual.

No se puede establecer una lista de fantasmas voluptuosos pues, como ya he dicho, sus características son las de ser espontáneos y únicos; sin embargo, puesto que las posibilidades humanas son finitas, los ejemplos que siguen pueden en muchos casos servir de soporte a lo imaginario. Los he escogido en virtud de que resultan eróticos tanto para el hombre como para la mujer:

Fantasma retro

Si la mujer se ha puesto tacones altos, incluso botas, permaneced ambos de pie mientras la acaricias; luego desnúdala totalmente con excepción del calzado. La sensación que invade a la mujer es muy contradictoria y erótica.

Fantasma poético

Justo antes de penetrar a la mujer, rocía su vientre, en la zona cercana al sexo, con pétalos de rosas rojas o con algunas rositas enteras.

Fantasmas del sostén

Desnuda a la mujer completamente salvo su sujetador. Si éste lo permite, saca por debajo de él uno o los dos senos.

Fantasma surrealista

Durante un viaje por ruinas salvajes o en lo alto de un edificio en construcción, hazla tuya de pie y muy rápidamente, envueltos por ese decorado sorprendente.

Fantasma oriental

En una cálida noche de verano, coloca una cama en una terraza o en un jardín, y enlázate con ella bajo las estrellas y la luna llena.

Fantasma acuático

Puede tratarse de un lago, de una piscina, del mar o de una bañera, pero la sensación es tan sorprendente que merece la pena conocerla por lo menos una vez en la vida: con el coito subacuático se pierde la noción del cuerpo; es como si estuvieras diluido, disperso, sobre todo si sumerges las orejas.

Fantasma del voyeur *por procuración*

Haz el amor en un jardín, en plena tarde, o con toda la ventana abierta, sabiendo que ojos indiscretos os podrían contemplar.

Fantasma tailandés

Pon espejos alrededor de la cama o uno panorámico en el cielo raso.

Fantasma mágico

Si la mujer lleva un cinturón, sobre todo una cadenilla o un cordón, desnúdala completamente salvo esa prenda. Es una sensación difícil de explicar pero que está relacionada con los poderes mágicos (talismanes, objetos sagrados, y tal vez también con su profanación).

Fantasmas sonoros

A algunos les gusta oír que su pareja gima y grite de placer, otros prefieren que les hablen. Un hombre me aseguró que si uno de los dos amantes contara sin interrupción lo que sentía durante el acto, el otro experimentaría una excitación extraordinaria; si, además, ambos lo hicieran, la excitación de la pareja podría llegar a la cima.

Fantasma de la espuma

Algunas mujeres encuentran muy excitante el baño de espuma; estar rodeadas de una espuma exuberante y pompas de jabón las hunde en una ensoñación erótica.

Fantasma del baño chino

Si no se tiene una laguna de agua natural, en un paisaje admirable, puede suplirse con una enorme bañera rodeada de plantas y flores, tal vez compartida por muchos.

Fantasma de la dama velada

Puede revestir varias formas: desde el velo oriental, que acentúa la belleza de los ojos, hasta el fantasma que me confió un amigo:

«Siempre deseé —me dijo— hacerle el amor a una mujer que llevara un vestido largo; subirle la falda y hacerle un nudo con ella sobre su cabeza.»

Fantasma del compañero que se acaricia

Para algunos es muy excitante mirar autoestimularse a su pareja; pero hay que reconocer que esto es especialmente así en los hombres, cuando miran cómo se acarician una o dos mujeres.

Fantasma del amor múltiple

Este fantasma debe arraigarse en antiguos ritos mágicos para fortalecer la energía sexual de la colectividad y para fecundar la Tierra. Eso significaban, por ejemplo, las ceremonias de Dionisios, la fiesta de los locos en el Flandes medieval, etc. Estos fantasmas habitan nuestro inconsciente colectivo, en el que las relaciones entre la energía sexual, la colectividad y la naturaleza existen de manera fundamental.

Fantasma sado-maso

¿Recuerdas la escena del filme *More*, en la que el hombre desata la cadena del cuello de la mujer para darle golpecitos con ella?

También puede el hombre sujetar firmemente las muñecas de la mujer (acostada de espalda) a ambos lados de la cabeza de ella.

Fantasma homo

El hombre puede presentar una apariencia de mujer si oculta totalmente la verga entre los muslos. En la versión más armónica, ambos amantes pueden intercambiar sus papeles, juntos o separados.

Fantasmas olfativos

Algunos olores pueden provocar altas sensaciones eróticas. Ciertos perfumes son irresistibles y se inscriben en la memoria sobreimpresos al rostro de alguien. Sin embargo, los olores no sólo producen sensaciones unidas a la imaginación o a la asociación: provocan también efectos físicos por ellos mismos. El fantasma no hace más que sumarse a este efecto.

Fantasma aristocrático

El caballo siempre ha estado unido, como símbolo, a la fuerza sexual.

Un fantasma singular es el de la mujer desnuda, con botas, cabalgando un pura sangre. Sabido es que algunas mujeres no pueden soportar el montar a caballo a causa de la enorme excitación que les produce.

Fantasma vaporoso

La desnudez velada, ya se sabe, es más excitante para un hombre que la desnudez total. Velos transparentes, sedas fugaces, drapeados que suben, con su imprecisión sugestiva, pueden subyugarlos.

Fantasmas táctiles

Sería demasiado largo dar una lista que de todas maneras no sería exhaustiva. Se puede citar el fantasma de la piel de melocotón o la mano que entra en un cántaro estrecho.

Fantasmas visuales

También aquí la lista sería larga, pues toda zona erógena puede ser soporte del deseo. Las zonas que despiertan sensaciones dependen de cada uno; algunas pueden ser específicamente sexuales: senos, piernas, boca, cabellos, agilidad o felinidad del cuerpo, etc., o más ampliamente eróticas: calzados, jerseys sedosos e insinuantes, sedas, cinturones, etc. Para algunas mujeres ver un falo en erección mientras el hombre está de pie (sobre todo si no es durante el acto sexual) es muy excitante. Algo parecido sucede al ver o tocar un sexo de hombre bajo un pantalón apretado o un slip.

Fantasma de complicidad erótica

Puede expresarse mediante gestos evocadores o caricias rápidas dirigidas a otros, durante alguna reunión mundana. Se crea un clima de espera y de acuerdo amoroso, al tiempo que se instala un juego de incertidumbres, lo que introduce ciertos prolegómenos picantes, sobre todo en una pareja con muchos años de complicidad.

Fantasma de la mirada

Para algunas personas, una caricia posee una sensualidad totalmente diferente si el compañero les mira el sexo o no. Para otros, este fantasma puede manifestarse mediante la adopción de ciertas posturas en las que se puedan observar los genitales.

Finalmente, otros experimentan un placer muy intenso al mirarse fijamente a los ojos durante el coito.

Fantasma de la falsa violación

Esto puede manifestarse mediante un acto muy rápido, en una situación incongruente o llena de peligro, en la que la mujer finja primero resistirse; por ejemplo, en la cocina, entre dos platos de la cena, o por el sólo hecho de bajarle las bragas.

Fantasma de la búsqueda peligrosa

La antigua ceremonia de la conquista del ser amado a través de mil obstáculos, que finalizaba otorgando al vencedor la gloria y la mano de la amada, puede actualizarse, en nuestra época escasa de aventuras, como la búsqueda de la mujer presuntamente inaccesible o con el juego de esquivar a la esposa o el marido de él o de ella, con los consiguientes temblores y sobresaltos. El peligro de un posible escándalo un condimento bastante apreciable es para algunos.

Fantasma del obstáculo

Una variante del fantasma precedente es la muchacha o la mujer que al principio se resiste, sea por pudor, por lo extraño del lugar o por cualquiera otra razón, pero sin manifestar un franco rechazo por el hombre. A algunos les gusta sentir «el cuerpo de la mujer que pide» mientras su razón se niega. Para algunos, un cuerpo que se entrega tiene menos encanto que esas piernas apretadas que hay que forzar con paciencia.

Fantasma vegetal

Asociaciones de toda índole pueden producirse con el reino vegetal; en los sueños, algunos de estos fantasmas tienden a expresarse libremente. Puede ser el pistilo de una planta, la trompa de un insecto o también, como me contó un amigo, «una mujer desnuda subiéndose a un árbol».

Fantasma de la espera

Este fantasma se manifiesta de muchas formas: puede ser una manera de cortejar sin que se note, mediante pequeños avances fugaces, durante un período largo; para algunos este juego puede durar hasta un año o más y su placer es completamente mental.

Para otros, se tratará de resistirse momentáneamente, durante los prolegómenos amorosos, y exacerbar así el deseo del otro hasta hacerlo difícilmente controlable.

Una variante puede ser obligar a la mujer a seguir leyendo un libro erótico, sin que manifieste el efecto de las caricias que se le prodigan.

V. LAS TÉCNICAS DE ACERCAMIENTO

Cierto, cada ser es único y cada situación diferente. La mejor manera de que te aproximes a tu pareja será una actitud espontánea e intuitiva, surgida del instante y de su sabor inédito. Sin embargo, si es el primer encuentro, asegúrate de que primero se establezca algún tipo de complicidad, que ello se exprese claramente y sin equívocos: ella ha aceptado una invitación, tarde en la noche, tras una cena íntima, a visitarte en tu casa, etcétera. Su jovialidad, su risa y la manera de sentirse bien y cómoda en *tu* espacio, serán las señales inequívocas de esa complicidad. En una muchacha más reservada o en una mujer más sensible, estas señales serán por el contrario una mirada intensa o una dificultad para expresarse: lo que no pueda expresar con los gestos o las palabras, a causa de su gran emoción, lo expresará silenciosamente con los ojos. Es la promesa de una relación rica y profunda en el plano sentimental, que necesita de mucho silencio y poesía para manifestarse.

Lo que todas las mujeres buscan y esperan, sean ellas tímidas o provocadoras, es ante todo una intimidad compartida; por esto, escucharlas y tratar de comprenderlas será más eficaz que hacer grandes discursos.

Si la relación ya está establecida, elige un momento de complicidad particular, da libre curso a tu imaginación para que se instale un clima de intimidad... espera que el deseo se despierte también en tu amiga. Ganarás mucho con esos momentos de relajación. En efecto, un espíritu aún lleno de los ruidos y de los problemas cotidianos no te permitirá un placer real, y un momento violentado no podrá arreglarse durante el acto sexual. Trata pues de establecer esta intimidad antes de cualquier otra cosa.

Tanto como el acto mismo, algunas mujeres aprecian el valor del silencio; otras prefieren palabras suaves. Si tú mismo te colocas en un estado de atención y de intimidad, sentirás hasta sus menores cambios de sensaciones y escucharás su llamado mudo. Mientras menos lo pidas de viva voz, más rápidamente se producirá una situación erótica. Así, es preferible comenzar una conversación banal aunque íntima, evitando temas demasiado intelectuales, permitiendo que aparezca el silencio, la música suave, antes que sumergirse en una atmósfera muy ardiente.

De este modo le dejas la iniciativa a tu compañera para entrar ella misma en contacto contigo o para hacerte comprender que ahora espera un gesto; aunque hayas preparado toda la situación, tendrá entonces la impresión de que es ella la que se ha acercado libremente a ti, lo que redundará muy positivamente como factor de equilibrio durante vuestra relación. Pero si es ella la que hace el primer gesto no permanezcas inactivo y responde ardientemente a sus caricias. Pocas mujeres querrán seguir acariciándote antes del acto si permaneces pasivo, pues incluso la mujer más activa no puede considerar su acercamiento como una «empresa» sino solamente como un intercambio. Si te quedas pasivo es muy probable que se detenga, decepcionada, al cabo de un rato, e incluso si impides lo peor (es decir, que te deje de inmediato) no lograrás que se entregue totalmente a ti.

Si la mujer necesita sentir al hombre activo en el acercamiento y durante el intercambio amoroso, generalmente ocurre al revés tras éste: en efecto, después de un acto que la ha satisfecho plenamente, la mujer seguirá con sus caricias sin esperar correspondencia y podrás estar seguro de su fidelidad en el futuro. Al hombre, por el contrario, le costará no permanecer pasivo. Además, hay que recordar respecto de esto que muchos hombres tienden a dormirse cuando se han satisfecho, lo que choca a muchas mujeres, pues ese momento después del amor es para ellas muy importante, en el sentido de que es en él cuando mejor se expresa su afecto y su amor, y esperan una respuesta idéntica, más allá de la sexualidad.

Es pues en esos momentos, los más sutiles y difíciles de reconocer, antes y después del acto sexual, cuando se crea y se refuerza la relación afectiva. Son los momentos más importantes en una relación amorosa durable pues son ellos los que dan calidad y armonía al amor.

Entra pues en contacto con ella de manera sutil, sobre todo si se trata de la primera vez.

El beso en la boca

Con un solo y largo beso en la boca puedes entrar en armonía con el cuerpo entero de tu compañera y sentir una gran resonancia sentimental y física. Con ese único beso sabrás si vuestras pieles se complementan, si su sentimiento responde al tuyo, tendrás una idea de la profundidad de la relación que se establecerá entre vosotros. Un beso, si es sutil, puede inflamar a tu compañera.

Ponte suavemente sobre sus labios, por fuera de ellos; busca distintos modos de acariciarlos, de presionarlos, mordisquéalos suavemente; algunos momentos sin moverte, manteniendo una simple presión suave, te permitirán aumentar la profundidad de vuestras sensaciones.

Ante todo, elige ese momento asombrado, quédate en ese tiempo que se oye fluir, sin brusquedades y sin prisas. Pocos son los hombres muy jóvenes que saben besar verdaderamente a una mujer, pues manejan mal su ímpetu y se imaginan que mientras más fuerte es el abrazo, mayores son las sensaciones de la mujer. Ahora bien, sucede justamente lo contrario. Por una parte, un beso demasiado apretado es doloroso; por otra, no permite que el otro responda y se exprese. La suavidad y la sensualidad se desarrollan mejor en un clima tranquilo; aunque tranquilidad no quiere decir cursilería. Todo el arte del hombre reside en la fuerza contenida, en la potencia que se expresa mansamente; ¿no es precisamente lo que simboliza el falo en erección: duro por dentro y suave en el exterior?

Así, los gestos precipitados del hombre o sus avances demasiado rápidos le revelarán inmediatamente a la mujer que su pareja carece del control necesario para obtener un verdadero placer.

Las caricias mutuas en la boca deben ser como una especie de juego, como un diálogo mudo con preguntas y respuestas, en el que se hace surgir sensaciones posibles con el mínimo de movimientos. Si sabes escuchar las respuestas a diferentes «tonalidades» (suavidad, sentimiento, liviandad, profundidad, humor, rapidez, lentitud, fuerza salvaje...) sabrás también determinar lo que ella espera y lo que le gusta.

Generalmente, el hombre tiene la impresión de que debe hacerlo todo, arreglarlo todo, prepararlo todo en el acto amoroso. Sin embargo, es justamente cuando provoca la respuesta del otro, cuando deja tiempo a la mujer para expresarse a imaginar, que la complicidad puede establecerse y un diálogo amoroso real puede producirse entre vosotros dos.

El beso profundo en la boca

Si el placer de tocar sus labios con los tuyos ha despertado una llama de deseo en tu compañera, puedes entreabrir sus labios y descubrir la intimidad de su boca mediante pequeñas presiones de la lengua. Si se siente profundamente el suave contacto de ambas lenguas, se pondrán en armonía vuestras energías sexuales igual como sucedía en el caso descrito anteriormente de los labios que se presionan sin moverse.

Es preferible comenzar por movimientos suaves y caricias sutiles, con la punta de la lengua (enroscándose con la de ella, pasando por debajo, siguiendo sus encías, volviendo a los labios...), y aumentar la intensidad y la profundidad según sea su respuesta. Para este beso hay que evitar tener la boca demasiado húmeda; evita muchas cosas desagradables (como por ejemplo asfixiar a tu compañera) alternando el beso profundo y la caricia de los labios.

En el beso en la boca, ante todo hay que dejar libre el movimiento de la lengua de tu compañera. Así el juego puede producirse pasando del movimiento a la sensación inmóvil, de la caricia a la presión, permitiendo retomar el aliento. Al dejar libre el movimiento de la lengua de tu compañera, su respiración no se detiene ni se hace precipitada, y así no se ve obligada a retirarse inopinadamente.

Si quieres despertar rápidamente el deseo en tu amiga, y si persigues un acercamiento más duro y «salvaje», puedes recurrir a deslizar tu dedo índice sobre sus labios en el momento de besarla. Es una variante muy apreciada pues el placer que procura es sorprendente. De esta manera puedes jugar con dos sensaciones diferentes, lo que aumenta su placer de manera extraña, ya que siente el dedo como un símbolo sexual cargado de emociones. Si no obtienes una respuesta muy clara a este estímulo, introduce entonces tu dedo en su boca y juega simultáneamente con tu lengua en la suya, rápida pero suavemente, como si quisieras que ella perdiera la noción de un punto de contacto preciso y la envolvieras en una ola de sensaciones.

A veces, esta sensación es sentida tan fuertemente por el hombre y la mujer que rápidamente pasan a caricias de zonas profundamente erógenas como son los pechos o el sexo; además es tan excitante para el que la procura como para el que la recibe, y el deseo mutuo aumenta considerablemente. Sin embargo, no hay que abusar de ella, ni en su duración (pues el placer se convertiría en molestia) ni en su frecuencia, a fin de conservar todo su potencial de asombro.

Estremecimientos

Si la respuesta a tu beso superficial en los labios no ha sido lo bastante intensa, no hay que forzar un beso profundo sino dejar que tu amiga sea ganada por el deseo, besándole el cuello, delicada y voluptuosamente. Sea de una manera suave, con la punta de la lengua, o con los labios apenas apretados, tratando de producir esos estremecimientos que aparecen cuando se roza el cuello subiendo hacia la oreja.

Si tu caricia es demasiado brusca o demasiado rápida, escucharás una risotada, mientras la mujer se desprenderá de tu abrazo ocultando su apuro.

Si a tu gesto sigue una ondulación de los hombros, revelando el placer experimentado, puedes acariciarle con la lengua el hueco de la oreja aumentando así la ola de placer, con lo que la mujer estrechará el abrazo. Tanto si ella es reservada como dicharachera, prolonga esos estremecimientos mordisqueándole el lóbulo de la oreja: verás cómo su cuerpo ondulará de placer.

El rabillo del ojo es también una zona de extrema sensibilidad; deslizando tu lengua por ese lugar y por el párpado, según sea la finura de la piel, podrás apreciar el grado de sutileza sensual de tu pareja.

Dos imperativos del diálogo amoroso

El lenguaje del amor es un dúo. Uno de los primeros imperativos, a fin de que el placer sea compartido, es no colocar jamás a tu compañera en una postura que le imposibilite la respuesta. Así pues, hay que evitar todo abrazo que bloquee sus movimientos, toda brusquedad o violencia que la obligue a sufrir tus efluvios, toda presión demasiado intensa o peso demasiado grande ejercido sobre su cuerpo que le impida crear un diálogo contigo.

El segundo imperativo es no prolongar jamás un mismo movimiento o una misma caricia durante demasiado tiempo, para así evitar cualquier cansancio o embotamiento. Incluso si te demoras en un punto particularmente sensible, hazlo con infinitas modulaciones, haciendo variar el ritmo, la presión y los ángulos de aproximación.

Los acercamientos por sorpresa

Si esta primera aproximación que acabamos de describir es la que conviene mejor a la mayoría de las mujeres en la primera sesión amorosa, pasaría a ser repetitiva si se la adoptara como la única. A menos de estar en presencia de una mujer leopardo, el acercamiento debe realizarse más por tanteos que por un abrazo demasiado brusco; esto hará subir progresivamente la ola de placer.

El abrazo por la espalda

Nunca nos cansaremos de repetir que las caricias demasiado directas de los centros sexuales tienen generalmente efectos contraproducentes, como el de limitar el acto a una excitación puramente sexual, desprovista de toda sensualidad, o provocar una brusca reticencia y un bloqueo de tu pareja. Esto es especialmente así durante las primeras veces. Se puede decir, creo que sin temor a equivocarse (aunque siempre hay excepciones), que cuanto más joven e inexperta sea la mujer, más necesitada estará de un acercamiento lento y progresivo. Sin embargo, una mujer experimentada apreciará el morbo de un acercamiento por la espalda, si tocas su cuerpo con tu pecho, manteniendo la presión deseada, al tiempo que le agarras los senos con las manos. La intimidad de tu contacto estará en función de tu grado de confianza con ella (en una relación larga) o de la sexualidad provocante que desprende y que tú sabrás apreciar. Esta aproximación, para que sea agradable, necesita más de sensualidad que de excitación. Unas lentas caricias en los pechos pueden preceder a un momento de abandono inmóvil; liberando una de tus manos, puedes deslizarla suavemente a lo largo de su espalda, luego acariciar el contorno de las caderas, haciendo que ondule todo su cuerpo. Algunos besos en el cuello acabarán de conquistarla. Pero en el caso de la primera vez debes saber a lo que te expones: al desmayo inmediato o a un par de bofetadas.

El acercamiento astuto

Durante mis entrevistas, confrontando las observaciones de numerosas mujeres, advertimos que ha aparecido un nuevo comportamiento en el hombre: el del que vigila con sus ardientes miradas a la mujer que desea, sin perder oportunidad para prodigarle su atención entusiasta y sus signos de amistad, pero procurando que se mantenga el equívoco; sin hacer ningún gesto ni proferir palabra alguna que revele su deseo profundo. Hasta que un infortunado día pierde sus llaves o debe dejar su apartamento a un amigo aquejado de mal de amores y tiene que pedir a esta amiga, contrito y afligido, que tenga a bien albergarlo por una noche. Este acercamiento, tan habitual en los EE.UU., deja a la mujer en situación de dar el primer paso. Será por fuerza positivo si tiene delante una mujer madura e intuitiva, segura de sí misma. Pero si se trata de una joven o de una mujer reservada, ¡te expones a ser tomado rápidamente por un fresco!

El acercamiento retro

Tras algunas caricias furtivas de las piernas que se ofrece a tus ojos, descalza artísticamente el pie de tu amiga. Une a los besos de la media o de la piel desnuda apretones y caricias en todo el pie. Si la mujer es poco sensible, sube suavemente por toda la pierna, despertando con ligeros estremecimientos el interior de los muslos y los alrededores del sexo; apretando sensualmente las curvas de sus nalgas y de su vientre, sube las caricias hacia el pecho mientras la besas en la boca. Generalmente, la mujer será muy sensible a este acercamiento a lo 1900 del hombre arrodillado.

Si la zona del pie es particularmente sensible en tu pareja, vuelve a sus piernas tras largos besos en la boca y desnúdalas sensualmente. Mordisqueando y luego chupando su dedo gordo, aumentarás su placer. Sin embargo esta caricia, para ser excitante, debe ser realizada cuando su deseo esté ya despierto, mediante besos en la boca y caricias en todo el cuerpo mientras le desnudas las piernas.

En pleno acto sexual, pasar los dedos entre los dedos de los pies y chuparlos provoca en ciertas mujeres una extraordinaria excitación. Si esta caricia puede asombrar a alguna muchacha, una mujer madura y sensual se sentirá encantada con ella.

El acercamiento felino

Si eres caprichoso y te gusta la voluptuosidad, trata a tu amiga mediante tanteos rápidos, por todos lados a la vez, llenándola de sensaciones tan múltiples como imprevistas por todo el cuerpo, haciéndola rodar por el césped, la moqueta o la cama. Rodad juntos, adoptando mil posturas, en un movimiento ligero y rápido, emitiendo gruñidos y suspiros de placer. Así deshaces la rigidez de tu amiga y despiertas la sensibilidad de todo su cuerpo. Trata de ponerte tanto en el dorso de tu pareja, como de frente o de perfil, hundiendo tu cabeza en el hueco de su pubis o en el nacimiento de su vientre, mordisqueando sus senos o sus nalgas a través del tejido, pasando tu brazo entre sus piernas para acariciar su espalda y hacerla desplomarse en otra postura aún más reveladora o masajeando su pie con el fin de levantar su pierna.

Mientras el hombre reprime su acercamiento, la mujer experimentará mucho placer al ser despertada de esta manera.

La sutileza de este avance fogoso consiste en no demorarse en ningún lugar preciso y en desorientar completamente a la mujer dejándola constantemente con las ganas, prometiendo pero no dando nada todavía, haciéndole perder totalmente la conciencia del tiempo, del lugar, de la postura y del estado afectivo.

Un ingrediente singular de excitación será el de abordarla en un lugar completamente paradójico e imprevisto, haciendo rodar convenciones y costumbres. Cuando su deseo ha crecido hasta hacerse enorme, puedes guiar a tu amiga hacia un lugar más mullido que le convenga mejor.

El acercamiento armónico

Si tu compañera es experimentada, y sobre todo si es vuestro primer acto amoroso, cuando ha respondido a tus caricias superficiales en la boca y en todo su cuerpo, mostrando con ello que su deseo es grande, tómala más estrechamente, hazla deslizarse suavemente sobre una cama. En este avance, es necesario que la mujer esté en pantalones. Adoptad así, completamente vestidos, diversas posturas del acto, prefiriendo un contacto estrecho de vuestros sexos, e imitad el ritmo y los movimientos; conserva tus gestos fluidos al hacerla pasar de una postura a la otra, presionando su pubis con tu sexo, deslizándote de atrás adelante, recorriendo su espalda y acariciando sus pechos. Cualquier obstáculo hacia caricias más profundas, debido por ejemplo a los vestidos, no hará más que acrecentar vuestro deseo común y vuestra espera que la penetración. Actúa con lentitud, apretando profundamente, invitando a tu pareja a seguir el ritmo y el movimiento de tu cuerpo. Así se crea una corriente intensa entre los dos centros sexuales, pues la mujer se excita mucho por la sensación del falo erecto bajo la ropa del hombre.

Este acercamiento te permite no sólo apreciar las posturas más agradables en función del temperamento sexual de tu amiga, sino también aprehender el ritmo espontáneo del acto. Además, eso establece un diálogo verdadero de vuestros centros sexuales al nivel más profundo. Un entendimiento psíquico armonioso toma forma de inmediato y difícilmente podrá romperse, incluso aunque después cometas un error.

Después, permaneciendo en una postura de estrecho

contacto, comienza las intensas caricias de sus pechos. La mujer se pondrá tan excitada por ello que existen muchas probabilidades de que te dé a entender que desea ser rápidamente penetrada.

El acercamiento persuasivo

Lejos de haber pasado de moda, la caricia de la mano contiene una extraña profundidad si no te detienes tras los besos en el dorso sino que te demoras en la extremada sensibilidad de la palma. En efecto, si el besamano puede causar miradas irónicas e indiferentes, la palma, por el contrario, está demasiado en contacto con la sensibilidad profunda, para no desmontar la mirada más altanera y persuadir a la mujer más dura o a la más tímida... si te da tiempo.

La caricia fluida en la palma, despierta la sensibilidad de todo el cuerpo; una presión lenta de los labios entreabiertos, recorriéndola suavemente, puede engendrar una respuesta sexual profunda. En efecto, el centro de la mano, como el hueco de la oreja, son puntos muy erógenos. El hecho de comenzar un contacto con una mujer por su mano da un sabor muy amigable y caluroso a vuestra relación. Un gesto muy conmovedor para la mujer es que le tomes la mano y te la pongas en la mejilla al tiempo que la miras a los ojos. Si entonces ella se aproxima a ti, expresando de esta manera su propio sentimiento, acaríciale los cabellos y el rostro. Mantén el contacto de los ojos al tiempo que te aproximas a ella hasta tocar sus labios...

VI. CERCA DEL VALLE PROFUNDO

Hacer nacer el mayor deseo en tu amiga es el arte de acercarte al valle profundo por el camino más apartado. Si tu pareja ya está llena de deseo, no harás con eso más que acrecentar sus ganas. Si ella se despierta lentamente, toda aproximación demasiado directa constituiría un error.

Mientras más tiempo emplees en hacer subir su deseo, más intensa será vuestra unión. Todo el arte de hacer el amor puede resumirse en el arte de hacer durar tu deseo. De que te dejes ir a tu propia excitación o que cedas demasiado rápidamente a la suya dependerá el hecho de que el acto sexual sea más o menos corto.

Es pues deseable establecer prolegómenos de progresión lenta, con el fin de controlar tus sensaciones, lo que contribuirá a aumentar considerablemente la duración del acto amoroso. Ahora bien, mientras más largo sea vuestro acto más se duplicará vuestro placer común. Con este objetivo tienes que conocerte perfectamente y saber hasta qué grado de excitación puedes llegar sin exponerte a una eyaculación precoz en el momento de penetrar a la mujer. En este caso preciso, un juego elusivo puede impedirle a tu pareja el acariciarte demasiado intensamente, mientras tratas mentalmente de controlar tus propias sensaciones.

Si tu amiga despierta lentamente al deseo es preferible conservar el contacto amoroso con sus senos o con cualquier otra zona particularmente erógena. El deseo de algunas mujeres puede remitir bruscamente cuando detienes la caricia de sus senos para pasar a acariciarle el sexo. Si sientes la menor disminución de su excitación trata de conservar una de tus manos a la boca sobre uno de sus senos, de tal manera que sigas procurándole placer, y con tu otra mano baja lentamente hacia su vientre; evitando las caricias directamente sexuales, elige los suaves estremecimientos del vientre y de las piernas, rodeando la zona específicamente sexual.

Otra posibilidad es la de conservar el contacto con uno de sus senos con una mano, al tiempo que deslizas la lengua y los labios por su vientre.

Sea mediante caricias o besos, puedes bajar hasta los pies y luego volver a subir por sus piernas hasta el vientre, los senos y los labios, en un movimiento de vaivén: cambia entonces tu manera de actuar en cada viaje. Puedes hacerlo muy lento o muy rápido, con pequeños tocamientos. Esto permitirá que se despierte la sensualidad de todo el cuerpo y el acto será, además de sexual, muy sensual.

Si la mujer lleva pantalones, las caricias más sensibles a través de la ropa serán las efectuadas en el interior de los muslos, en el hueco de las ingles y alrededor del sexo. Si lleva falda, lo que te permite un contacto más directo y por lo tanto más sensible (aunque no forzosamente sexy), imagina toda suerte de caricias para subir por sus piernas, e incluso si ella pide caricias más profundas, apáñatelas para que la espera agudice su deseo.

Las caricias del vientre

En numerosas mujeres, el vientre es una zona particularmente sensible.

Hay que recordar que si un tipo de caricia puede ser más buscado que otro, algunas posturas pueden aumentar considerablemente el placer de esa misma caricia. Una postura puede ser excitante por sí misma. Ésta es la razón por la que tienes que hacer corresponder las caricias en las que la respuesta es más positiva con posturas que se muestren excitantes para ti y para tu pareja y que al mismo tiempo, te permitan la mayor libertad de movimientos para acariciarla.

Respecto del vientre:

— Un roce con los dedos, con la palma de la mano o con la lengua, que produzcan leves estremecimientos parecidos a caricias infantiles, será un preludio agradable a caricias más profundas y permitirá una mayor relajación. Una excitación basada únicamente en la tensión debe ser evitada, y el mejor medio de evitarla es acariciar muy levemente las zonas específicamente sexuales. Mientras más extiendas la sensación a todo el cuerpo, más relajada y sensible se encontrará tu pareja.

— Caricias con la mano, muy profundas, masajeando globalmente el vientre.

— Un movimiento circular con la palma de la mano producirá un mayor abandono.

— En algunas mujeres, la zona del ombligo produce sensaciones directas en la vagina. Ésta es la posición ideal para presionar el ombligo: sentado entre sus piernas, coloca tus manos a ambos lados del vientre y masajéalo suave y profundamente. En esta posición puedes acariciar su ombligo con la lengua y realizar presiones más profundas sobre el mismo ombligo. En esta presión profunda, que hunde la piel dos o tres centímetros (el dedo te permitirá ser más preciso en el punto exacto), la que provoca la sensación que se propaga hasta la vagina. Una vez que se ha apretado uno de estos puntos, se puede hacer un movimiento de rotación con el dedo. En otras mujeres, este punto erógeno se encuentra a tres dedos por debajo del ombligo. Algunas mujeres, igual que algunos hombres, pueden ser reticentes a estas caricias precisas. Las zonas de placer varían mucho de un individuo a otro; por esto es mejor investigar la respuesta de tu pareja a tal o cual zona, con ligeras caricias, antes de proceder a caricias más profundas. Además, como el ombligo es muy sensible no hay que abusar de la presión profunda. Una sola presión, limitada a este lugar preciso, y una ligera rotación, serán suficientes.

— Otra caricia muy excitante, conservando siempre esta posición, pero sentándote más abajo, sobre sus piernas, o arrodillado, sin cargar tu peso sobre ella, es hundir la cabeza en su regazo, es decir, en el hueco de su vientre, al tiempo que la besas con los labios y la lengua. También puedes encontrarte tendido sobre ella. Con tus manos puedes acariciar su vientre o sus senos simultáneamente, o bien coger sus nalgas, acariciarlas, mantenerlas firmemente, o también masajearlas.

Posturas excitantes para acariciar el vientre y las piernas

— Si la mujer lleva pantalones o la amplitud de la falda lo permite, tiéndete de lado y pasa tu rodilla entre sus muslos. Si ella está muy excitada, buscará que le presione el sexo y que al mismo tiempo hagas un movimiento de vaivén. Ella misma tomará seguramente tu pierna para aumentar la presión.

— Si ella es más pasiva y está recostada de lado, pasa un brazo bajo su busto y, colocando tu rodilla entre los muslos, toma su pierna superior para alzarla más arriba sobre ti y presiona en su pierna una o dos veces, lenta y profundamente.

— Si tu pareja lleva falda y tú estás de pie, puedes colocar, al tiempo que la acaricias, uno de sus pies sobre un sillón o taburete y en esta posición, muy excitante para la mujer, acariciar el interior de sus muslos con ligeros roces.

Caricias muy sexuales mientras la mujer está aún vestida

— Una caricia admirable para la mujer que ya está excitada es el levantar una de sus piernas o las dos, o abrirlas de forma que puedas mordisquear su sexo a través del pantalón. Mientras más apretado es el pantalón (sobre todo el tejano) más excitante será la caricia.

— Puedes apretar fuertemente su vulva con la mano o su vagina con los dedos a través de un pantalón o falda adecuada, cuando ella se halla tendida de lado, al tiempo que besas sus senos.

— Pasa un brazo entre sus piernas e imprime una presión lo bastante fuerte sobre su sexo al girar tu brazo lentamente.

— Pasa y alarga un brazo entre sus piernas, acaricia sus nalgas (tú estás sentado de lado) y con tu otra mano sigue acariciándole los pechos.

— Tiéndete sobre ella y mientras le acaricias los senos, haz que vuestros dos sexos entren en contacto íntimo.

Cómo desvestirla de la cintura para abajo

Tal como ya lo hemos dicho, es necesario que la zona que vas a desnudar se encuentre previamente excitada. Mientras más ganas tiene tu pareja de sacarse los vestidos, más excitantes son las caricias que se hacen a través de ellos. No reacciones impulsivamente a una demanda naciente, haz durar un poco más ese deseo; de esta manera no harás más que exacerbarlo (sin que por eso tengas que exagerar hasta que ella se resienta y le moleste).

Si la mujer está en pantalones

Desabrocha uno o dos botones y pasa tu mano hasta tocar su sexo. Ejerce una presión con la palma de la mano sobre la vulva o acaríciale todo el sexo; juega con tus cuatro dedos sobre los labios y hazlos girar suavemente; luego pasa tus manos por su espalda, acaricia sus nalgas, y al hacerlo, haz deslizar su pantalón para liberarlo de las caderas. De todas maneras, espera a que tu pareja esté completamente excitada y puedas sentir el calor de su sexo antes de sacarle el pantalón. En seguida hazlo bajar con una mano (estás sentado a su lado), mientras le mordisqueas el vientre. Cuando has liberado las piernas, besa su carne desnuda, lentamente.

Una variante posible (dejándote la libertad de imaginar cualquier otra) es estar arrodillado a su lado, mirándola de frente y con el busto apoyado sobre su vientre; mientras le besas el vientre o el nacimiento del vello, haz deslizar el pantalón levantando ligeramente sus nalgas; luego lleva tus piernas hacia las suyas (invierte el sentido) y, al tiempo que la besas, sácale completamente el pantalón.

Si la mujer lleva falda

Comienza acariciando sus pies y sus piernas con un ligero movimiento de vaivén. No subas demasiado arriba directamente sino demórate por el interior de sus piernas, justo por encima de sus rodillas. Métete bajo sus faldas, luego vuelve a otras partes del cuerpo, labios o senos, para volver a bajar a sus piernas. Trata de hacer algunos roces muy precisos junto a la vagina a través del vestido. Si la respuesta es positiva, desliza furtivamente tu mano bajo su falda y juega alrededor de su sexo. O, con otra variante aún más estimulante, desliza una mano por la cintura (abriendo tal vez un botón o una cremallera) y acaricia su vientre hasta tocar el interior de los muslos. Juega alrededor de la vagina, luego arrodíllate a su lado o móntate sobre ella, y al tiempo de levantarle la pelvis, haz bajar la falda hasta sacársela.

También puedes volver a la mujer boca abajo y, arrodillado sobre ella, deslizar tus dos manos para acariciar sus senos, luego bajar con sensualidad hasta sus caderas; mientras le alzas la pelvis, la desnudas rozando los alrededores de su sexo. Cuando la falda se encuentre liberada de las caderas, mordisqueándole los músculos de las nalgas, al tiempo que inviertes la postura, es decir, poniendo tus pies hacia el lado de su cabeza. Esté ella de lado o boca abajo, besa o mordisquea su piel subiendo hacia sus pies, mientras le subes simultáneamente la falda.

Si la mujer lleva panties o medias

Haz lo mismo que anteriormente para sacarle el panty, cuidando de variar tus gestos y tus caricias. Los roces por el interior de los muslos, tanto como los mordisqueos a través de un tejido delgado o de las medias son muy apreciados por las mujeres.

Caricias osadas cuando la mujer está aún en bragas

Si a los hombres les gusta demorarse ante la visión de una desnudez en bragas, también es erótico para la mujer el ser acariciada así.

La braga te permite vías de acercamiento muy sensuales.

— Pasar un dedo bajo el elástico de la braga para acariciar el vello y el borde de los labios.

— Tomar los dos labios juntos entre el índice y el pulgar, y, tirándolos, frotarlos muy ligera y suavemente el uno contra el otro, todo esto a través del tejido.

— Morder el pubis a través de la braga, cogiéndolo entero con la boca.

— Deslizar una mano bajo el elástico y, con la palma de la mano plana, bordear el pubis con los dedos entre el vello, acariciándolo.

— Pasa tu brazo entre las piernas de la mujer, apretando su sexo, al tiempo que acaricias sus nalgas con la mano y los senos con los labios.

— Ya puedes proceder a las caricias profundas pese a la ropa interior, en el caso de que ésta sea lo suficientemente ligera para no molestar a la mujer.

Las posturas para estas caricias son las mismas que para las caricias del vientre.

La manera más agradable para quitarle la braga a la mujer es levantarle sensualmente la pelvis, al tiempo que mordisqueas y lames su vientre, y su pubis.

Si ambos estáis de pie, es fácil sacársela mientras le besas uno de los senos.

VII. EL ARTE DE DESVESTIR Y LAS CARICIAS CAUTIVANTES

El desvestir es un arte tan sutil como importante, pues introduce, junto a las caricias preliminares, toda la diferencia entre un intercambio amoroso lleno de delicadeza y de sabor y un acto puramente físico e instintivo. La mayoría de las mujeres adoran ser desvestidas sensualmente. Para el hombre es un descubrimiento paso a paso, siempre nuevo, de la desnudez femenina. Es el velo de Isis que se levanta con respeto. Con cada vestido se retira el caparazón personal, los problemas cotidianos, la máscara social; en fin: el mundo exterior. Por esta razón, mientras más se acerca uno a la desnudez más se establece una ruptura con el universo superficial de lo cotidiano. Así se pueden alcanzar los niveles profundos del psiquismo en los que el ser está en armonía consigo mismo y con el otro. El desvestir es una poesía de la ternura, es un cuidado de la belleza, y por ello algunas mujeres se sienten violentadas si no se las desviste con arte.

Ciertos hombres consideran que hay que desvestir voluptuosamente a la mujer sólo la primera vez; luego, cuando ha pasado el tiempo, creen que la mujer puede desvestirse sola, o lo hacen con precipitación, como si el vestido fuera únicamente un obstáculo antes de pasar a cosas más serias. Éste es un error, pues la mujer siente intensamente la falta de atención que crea un abismo con relación a la primera experiencia. Ella deducirá de esto, y no sin razón, que el clima generoso que presidió una experiencia en la que el hombre no estaba todavía seguro de lograr sus fines, ha ido degradándose progresivamente. Lo mismo sucede con las caricias iniciales del rostro y de los senos.

Si un hombre, tras una o dos experiencias ricas, comienza a esperar que la mujer se haya instalado en la cama para acercarse, más le valdría a ésta que se buscara otro amante. El acto, reducido así a su mínima expresión, sin que el hombre se ocupe del placer de la mujer, hace que la relación sexual se convierta rápidamente en decepcionante y carente de sabor.

Si la mujer ya no obtiene placer, el hombre no podrá volver a sentir la alegría infinitamente superior que procura la armonía erótica. La rutina y la precipitación, en el acto amoroso, son los dos males mayores que se deben evitar, pues son fuente de malestares que crecerán con el tiempo.

Desvestir, lejos de ser algo superfluo, es así un paso muy erótico del acto mismo, a igual nivel que las caricias preliminares. Esbozaremos un ejemplo típico, siguiendo el desarrollo del acto sexual; aunque, para que se trate verdaderamente de un arte, debe ser una creación espontánea, diferente en cada oportunidad.

Caricias de los senos a través de la ropa

Estas caricias son de primerísima importancia para llevar a las mujeres a un estado de deseo apasionado; algunas sentirán su falta si tú las omites, otras no se despertarán sexualmente mientras no les hayas acariciado los senos y no sentirán más que un placer limitado si los dejas de lado. Como preludio del acto, estas caricias aportan una dulzura particular pues el pecho es un don de amor y de vida. En el hombre que acaricia, se establece una relación con el elemento maternal, suave y protector. La mujer, cuyo deseo se agudiza de esta manera, propaga las ondas calurosas del lado sentimental y generoso de su amor.

Caricias cubriendo los senos

Pon tu mano abierta sobre el seno, con una presión ardiente de la palma, sea por arriba o sea apoyando directamente la palma en el centro. Luego apriétalo suavemente con tus dedos y haz correr la mano desde la base del seno hasta el pezón, manteniendo una presión firme pero suave. Insiste con fuerza en el hecho de abarcarlos bien y en el pellizco del pezón. Repite este gesto haciéndolo alternar con una presión de la punta de tus cuatro dedos planos sobre el pezón, al tiempo que imprimes un movimiento giratorio al seno mismo. Evita los apretujones laterales del seno que son desagradables. Los movimientos giratorios con presión son los más armoniosos y suaves.

También puedes pellizcar el pezón con pequeños movimientos resbaladizos o rotatorios.

Cuando el deseo de la mujer se despierta, el pezón se pone erecto y se contrae.

Posturas para acariciar los senos

En las caricias del pecho es preferible colocar a la mujer en una posición cómoda en la que pueda abandonarse.

Entre todas las posturas imaginables:

— La mujer aún está de pie y el hombre la enfrenta. Cuando su placer crece, llévala hacia la cama o hacia un sillón.

— La mujer está de pie y el hombre por detrás, con los brazos bajo los senos. Simultáneamente puede, en esta postura, besar su cuello.

— El hombre está sentado, teniendo a la mujer sentada entre sus piernas replegadas.

— El hombre está sentado, bien apoyado, después de haber atraído a la mujer y haberla sentado de tres cuartos de espalda o de lado entre sus piernas replegadas. Así, ella está medio acostada sobre él, y al tiempo que la acaricia puede besarle el cuello.

— La mujer está acostada de espalda y el hombre se halla de lado, o tendido, o sentado sobre ella.

— Ambos están tendidos (a medias o totalmente) de frente y de lado, y se acarician mutuamente.

— Ambos están tendidos de lado, y el hombre mantiene estrechamente a la mujer de espaldas contra él.

— El hombre se encuentra acostado de espalda y la mujer está tendida también de espalda sobre su cuerpo.

— La mujer está acostada boca abajo; el hombre está tendido sobre ella, con el pecho colocado ligeramente sobre uno de los lados de la mujer, besándole el cuello. La mujer puede incorporarse a fin de liberar mejor sus senos y experimentar un placer más intenso.

— Variante de la anterior: el hombre, colocado más alto que ella, ha pasado un brazo por encima de los hombros de la mujer y puede así acariciar sus dos senos besándole el cuello.

— La mujer está acostada de espalda; el hombre, tendido sobre ella, le tiene cogidos los senos firmemente y le mordisquea los pezones.

— El hombre de rodillas, sentado sobre los talones, se ha colocado sobre la mujer acostada de espalda.

— Variante de la anterior: el hombre está de rodillas, inclinado hacia delante y apoyado sobre sus codos para mordisquear el pecho de la mujer.

— Ambos están sentados frente a frente o apretándose mutuamente con las piernas y se acarician entre sí.

— El hombre, a medias tendido al lado de la mujer acostada de espalda, apoyado sobre un codo, acaricia un seno de la mujer. Si el placer de ésta es muy grande, él puede subir una pierna sobre las suyas y colocar la rodilla en su sexo.

Descubrir el pecho

El hecho de desvestir, para que sea suave, no debe comenzar hasta que la mujer, con el deseo vivificado por las múltiples caricias, sienta que la ropa le molesta y participe su necesidad de caricias más profundas. Su pecho está tenso, su aliento rápido y, ya sea por su abandono voluptuoso o mediante pequeños mordisqueos del cuello, le da a entender a su pareja que desea ir más lejos.

Si quieres que el desvestido sea muy sensual, debe ser lento y entrecortado, con numerosas caricias, a fin de no quebrar la tensión creciente del deseo.

Puedes, si la ropa se presta a ella, no desabrochar más que uno o dos botones, o sacar un chal, lo que te hace más fácil el acceso a la zona del cuello. Una mano deslizándose bajo la ropa es muy excitante y es un gesto que contiene más sensualidad que el hecho de sacar simplemente el vestido.

Pon a tu pareja en una postura sentada, de espalda, de frente o de tres cuartos, y mientras le mordisqueas un pezón, sácale la parte superior de su vestido o, si ha lugar, desabróchaselo. Luego, volviéndola ligeramente, puedes besarle la espalda mientras le quitas completamente el vestido.

Si la mujer está acostada, el hombre, habiéndole levantado el vestido, besa su vientre y sus pechos, mientras va quitando simultáneamente el vestido en cuestión. Luego, con un gesto suave, levanta la espalda de la mujer y la hace rodar levemente sobre su vientre, con el fin de sacarle la camisa o el jersey. Si el vestido te lo permite, saca éste por abajo mientras le acaricias los hombros y los pechos.

Una sutileza del arte de desvestir es, en función de los vestidos de tu pareja, visualizar la manera más lenta de desvestirla, al tiempo que despiertas progresivamente su deseo.

Entretente en seguida con los senos el tiempo suficiente a través del sujetador, o, mejor aún, liberando levemente el seno de éste, cuidando de que la textura de esa ropa interior lo permita sin molestar a la mujer; luego saca el sujetador en las posturas ya descritas.

Es más sensual acariciar entonces más íntimamente el pecho de la mujer y esperar el apremio de un deseo más sexual para seguir adelante, antes que desvestirla inmediata y completamente.

La mujer, generalmente molesta en medio de las caricias por los vestidos de su amigo y deseosa de tocar más ávidamente su piel, le saca entonces el jersey y la camisa.

Los besos en los senos

Lo que las mujeres prefieren es lo inesperado, conmovedor, delicado, original. Como en todas las secuencias amorosas, la imaginación y la improvisación te harán descubrir las caricias que prefiere tu amiga. Pero incluso conociendo éstas, cuídate de repetirlas demasiado a menudo, pues dejando libre curso a tu fantasía le harás descubrir placeres insospechados.

El acto de amor es un descubrimiento perpetuo y así debe ser para que resulte voluptuoso. Por tanto, no pienses nunca que lo conoces todo sobre el problema o sobre tu pareja. Para comenzar, una nueva forma de encarar el amor te hará descubrir junto con tu pareja posturas inesperadas y satisfactorias, y más placer del que hubieras creído posible experimentar; por otra parte, como cada ser es infinitamente diferente, tanto física como psíquicamente, los conocimientos ya adquiridos te serán ciertamente útiles pero se revelarán insuficientes frente a una nueva experiencia. Además, mediante caricias inexploradas e improvisadas, desarrollarás nuevas formas de placer y una mayor intensidad sensual en tu compañera.

Éstas son algunas posibilidades entre las que puedes imaginar:

Besos en el pezón

— Deslizamiento de los labios entreabiertos (muy relajados) sobre todo el seno y particularmente en el pezón.

— Atrapar el pezón mediante pequeños golpes repetidos, manteniendo los labios firmes, aunque no crispados; el placer de la mujer se intensifica si, al hacer esto, brincas un poco sobre el pezón.

— Tomar con un movimiento lento el pezón entre tus labios y tirar un poquito, suave y lentamente, el seno hacia ti hasta que éste se escape de tus labios, luego vuelve a empezar. Esta caricia debe ser hecha con mucha suavidad, si no te expones a que sea muy desagradable. Este mismo tipo de caricia pierde todo su sabor si la realizas con la mano.

— Chupar el pezón como un lactante. Puedes agregar una caricia tomando todo el seno con la mano.

— Jugar sobre la extremidad del pezón con la punta de la lengua dura.

— Empujar de adelante hacia atrás el pezón con la punta de la lengua dura. Esta caricia tiene un efecto estimulante si la haces rápido y un efecto voluptuoso si la haces lentamente. En estas últimas dos caricias es preferible que la lengua sea firme para que la presión sea más local y ligeramente más fuerte. Mientras más local sea esta sensación más amplificado, por infinitas variaciones de esta caricia, será el placer. Si la lengua es demasiado blanda y demasiado húmeda, todas estas variaciones se fundirán en un efecto difuso que perderá finura.

— Mordisquear suavemente la extremidad del pezón mediante golpecitos sucesivos de los labios.

— Agarrar el pezón entre el pulgar y el índice y pasar la punta de la lengua por el extremo.

Caricias en el pezón

— Mantén el pezón entre el pulgar y el índice y haz como si quisieras girarlo.

— Pellizca ligeramente el pezón con el pulgar y el índice, esta caricia puede ser utilizada para contraer el seno si todavía no lo está.

— Mantén el pezón con el pulgar y el dedo corazón y rasca la punta con la uña y el índice, rápidamente, imprimiéndole un movimiento de atrás adelante.

— Pellizca ligeramente la punta con las uñas del pulgar y del índice, haciéndola girar.

— Aprieta el pezón con tres dedos y haz girar el seno.

Para la mayoría de las mujeres, los pechos son un elemento esencial en el despertar del deseo. Algunas no se sentirán satisfechas, incluso en el curso de un hermoso acto amoroso, si no se les ha acariciado los senos. Para este tipo de mujeres, la duración de la caricia es muy importante. Los tocamientos no les bastarán y apreciarán que permanezcas algún tiempo sobre un seno y luego sobre el otro. En general, cualquiera sea la zona más erógena del cuerpo, lo que permite a la mujer conectar con su sensibilidad profunda, abandonarse a un paisaje interior, relajarse totalmente y entregarse a la sensación en el tiempo que se pasa sobre un punto preciso. Múltiples roces sobre todo el cuerpo pueden encantarla, pero luego hay que saber imprimir el máximo de placer en un lugar muy localizado durante un lapso bastante largo: esta técnica, más que ninguna otra, te permitirá comprender cómo hacer surgir sensaciones en profundidad, y para esto es necesario conectar con el psiquismo de la mujer. Una manera de aprehenderlo es que te imagines sintiendo las caricias que le prodigas y que llegues a un punto en el que tengas la impresión de recibir las caricias en tu propia piel, a pesar de ser tú el que las otorga.

Este estado no puede alcanzarse más que mediante una armonización íntima de los psiquismos de los dos amantes, que provoca una comunión perfecta de tipo telepático. El hombre que practica esto puede hacer entrar inmediatamente a la mujer en ese estado, desde el primer contacto, pues la mujer es más receptiva y se sumerge naturalmente en la atmósfera psíquica del hombre. Será mucho más difícil para una mujer llevar al hombre a este trance común y representará para ella una empresa de largo aliento.

VIII. LAS CARICIAS INTERIORES

Cuanto más se despierte y acaricie a la mujer durante los preliminares, más elevado será el nivel de su sensualidad en la continuación del acto amoroso.

Si un hombre no practica nunca el arte de los preliminares, es posible que la mujer no conozca jamás la extensión posible de su sensualidad. Hay que comprender que la sensualidad no se despierta durante la penetración sino en los preliminares.

Si penetras a una mujer directamente, su grado de sensualidad será prácticamente idéntico al que tenía antes del acto; en otros términos, es casi imposible aumentar el grado de sensualidad de la mujer mediante la penetración. La única manera de hacerla pasar a una mayor sensualidad, es mediante caricias interiores. Es la razón por la cual un acercamiento rápido e inesperado no es deseable más que si estás seguro del estado de excitación previo de tu amiga. Y es una de las razones por la que los preliminares son tan esenciales para la mujer.

Otra razón estriba en la posibilidad de asegurar con certeza el placer de la mujer. Si no es excepcionalmente y mediante mucho control, el hombre siempre puede sufrir una eyaculación precoz. Ahora bien, en este caso y debido a las caricias preliminares, la mujer estaría ya parcialmente satisfecha, y no se sentiría demasiado frustrada por ese desenlace rápido.

Finalmente, una razón muy importante es la de darse tiempo para ponerse de acuerdo psíquicamente, y reforzar así la relación sentimental de la pareja.

En la mayoría de las parejas, el problema predominante viene de la tensión de la vida cotidiana y de la fatiga que causa el trabajo.

Un intervalo de relajación y de descompresión no sólo es deseable sino que generalmente es necesario para crear una ruptura respecto de lo cotidiano. Ahora bien, el sentimiento se expresa mejor en las caricias preliminares que en el acto mismo.

Las caricias y besos en el clítoris

Arrodillado al lado de la mujer, toma sus grandes labios con tu boca y mordisquéalos suavemente; pasa un dedo con un movimiento de vaivén a lo largo de su hendidura mientras apoyas la palma en el nacimiento del vello. Con el dedo cordial aprieta la zona clitoridiana, girando luego más abajo hacia la entrada vaginal (durante estas caricias, la mano se halla paralela a la línea media del cuerpo y el hombre está arrodillado de espaldas a la mujer pero a su lado). Apoya tu dedo cordial en la entrada de la vagina, luego sube hacia el clítoris apretando con toda la mano. Aprieta firmemente la zona clitoridiana deslizándote de un muslo al otro, sintiendo brincar el clítoris bajo tus dedos, luego de arriba abajo y también dando un movimiento en redondo. Separa suavemente los labios con tu índice y deslízalo desde el clítoris a la vagina, luego sólo sobre el clítoris, más enérgicamente; siéntelo justamente bajo tu dedo, pues en eso consiste el arte de acariciarlo: el movimiento necesita ser más rápido, pero es inútil apoyar mucho. Juega con diversos tipos de movimientos: deslizamientos de arriba abajo, y de lado, sintiéndolo saltar (la presión debe ser más fuerte); esta sensación es muy voluptuosa para la mujer.

Alterna las caricias muy lentas y suaves sobre la punta del clítoris con caricias más enérgicas; apoya la punta de tu índice en el clítoris sin presionar y teniendo el dedo curvado; sube y baja muy rápido sintiendo la punta desnuda bajo tu dedo.

Lo que es extremadamente importante en esta caricia es haber desnudado el clítoris de la misma manera como aparece el pistilo de la flor de dragón, y luego permanecer en un contacto muy preciso con la punta erecta.

Si conservas el contacto, el placer de la mujer se duplicará. Si tu presión es vaga e imprecisa perderás todas las oportunidades de saber hasta qué intensidad puede ir la caricia del clítoris. En ciertas mujeres, la intensidad máxima provoca movimientos convulsivos de las piernas, imposibles de controlar. También hay que dosificar muy precisamente la presión de tus dedos según tu pareja. Una presión demasiado fuerte es desagradable y el placer puede convertirse en dolor.

Una presión demasiado fuerte e indistinta pone en evidencia la ausencia de conocimiento en la materia. Tendrás una idea exacta de la presión conveniente si recuerdas que el placer más intenso se debe a que la punta del clítoris salta sobre el músculo en el que se apoya; ahora bien, si ejerces una presión demasiado fuerte le impides saltar, y en lugar de eso, lo aplastas.

Una manera muy simple de volver a contactar de inmediato con la punta erecta del clítoris es subir desde él hacia lo alto del pubis.

La caricia del clítoris es más intensa cuando éste se halla lubricado. Si las secreciones internas de la mujer no son todavía lo bastante abundantes, puedes deslizar la mano hacia la vagina y penetrando un poco, sacar esas secreciones para llevarlas sobre el clítoris. Otra manera de proceder es depositar discretamente un poco de saliva en tu dedo, cosa que la mujer tal vez no apreciará que hagas, pero cuyos resultados le serán agradables.

Cuando la mujer está muy excitada, deslízate hacia su vagina e introduce el dedo a poca profundidad, con pequeños movimientos de atrás adelante, o mejor aún de subida y bajada; luego haz un solo movimiento profundo, más lento, tratando de alcanzar el fondo de la vagina, y sube hacia el clítoris.

Es posible que en un momento dado la mujer te guíe ella misma la mano hacia su vagina; en efecto, la caricia clitoridiana provoca una excitación a veces más nerviosa que sensual, e incluso la mujer que necesita de esta caricia puede de repente no poder soportarla (en general porque el movimiento es demasiado rápido y la presión demasiado fuerte). Si haces alternar esta caricia con movimientos suaves, sin apoyar, podrá soportarla durante más tiempo. Algunas mujeres logran el orgasmo sólo con la caricia clitoridiana.

También puedes intercalar la caricia con el beso haciendo saltar el clítoris con la punta tensa de tu lengua, y alternarlo con un resbalar de la lengua a lo largo de la hendidura de la vulva, o también tomar el clítoris entre tus labios firmes y endurecidos.

Las caricias y besos en la vagina

Tras algunos movimientos rápidos del índice a la entrada de la vagina, baja suavemente lo más profundamente posible (tu palma está apoyada en la raíz del vello) al tiempo que cierras tu dedo bruscamente; así tocas la pared interna, que es extremadamente sensible. Luego, presiona el cuello del útero utilizando las posturas que te permitan acceder lo más profundamente posible (es decir, evitando el estiramiento del cuerpo de la mujer y prefiriendo las posturas sentadas o curvadas).

Una caricia muy excitante es girar tu mano, es decir, tu dedo, al tiempo que imprimes movimientos rápidos de arriba abajo, lo que hace mover tu dedo en uno o dos centímetros al fondo de la vagina (el dedo permanece rígido al subir y bajar). Así obtienes un contacto con las paredes de la vagina. Una caricia que les gusta a ciertas mujeres es que el hombre utilice dos dedos cuando está muy excitada. También puedes girar tu mano manteniéndola hasta el fondo. En seguida, hazle caricias idénticas con la lengua. Mientras le acaricias con una mano la vagina, puedes simultáneamente lamerle o excitarle el clítoris, o sus pechos, o también morderle o lamerle el vientre.

Algunas mujeres tienen una gran sensibilidad en las paredes dorsal y laterales de la vagina, las que ofrecen una enorme gama de sensaciones distintas. Para alcanzar esas paredes basta con girar la mano y cambiar de postura.

Puedes hacer que una mujer pierda la cabeza si le excitas simultáneamente muchos puntos clave de su sensualidad, en una mezcla de sensaciones que se incrementan las unas a las otras.

El despertar a un nivel superior de sensaciones, gracias a las caricias, viene del hecho de que se puede tocar con mucha exactitud una zona o un punto preciso y llevar ese punto a su máxima sensibilidad.

Posturas para las caricias profundas

— El hombre tendido de lado, cerca de la mujer acostada de espalda, con las piernas replegadas (clítoris).

— El hombre está sentado con las piernas cruzadas, frente a la mujer acostada de espalda, cuyas nalgas reposan sobre las piernas del hombre, mientras sus propias piernas abarcan todo el busto del hombre. (Esta postura permite la caricia profunda de la vagina.)

— La mujer está arrodillada, con los codos y la cabeza en un cojín (caricia profunda).

— La mujer sentada sobre el hombre también sentado. Esta postura es muy apropiada para acariciar el clítoris.

— La mujer está acostada de espalda y el hombre mantiene una de sus piernas levantadas con una mano.

Posiciones para el cunnilingus *(caricias orales en la vulva)*

— El hombre está arrodillado o tendido delante del sexo de la mujer, acostada de espalda y con las piernas recogidas.

— El hombre está arrodillado, dando la espalda a

la mujer y con el rostro sobre el vientre de ella; la mujer, tendida de espalda, con las piernas flexionadas, ha colocado un cojín bajo sus nalgas, o bien ha levantado la pelvis (una de las dos formas clásicas de la posición llamada «del 69»).

IX. EL ORGASMO DE LA MUJER

Los diferentes tipos de orgasmo

No podemos afirmar, sin riesgo de comprometernos, que existen tantos tipos de orgasmos como mujeres. Pero se pueden distinguir sin embargo dos grandes categorías: el orgasmo clitoridiano, en el cual la mujer se ayuda del clítoris para terminar, y el orgasmo vaginal o profundo.

— A algunas mujeres, las caricias prolongadas del clítoris les provoca el orgasmo.

— Otras no pueden terminar con el clítoris sólo pero no pueden sin embargo prescindir de él para terminar: necesitan adoptar posturas que les permitan sentir a la vez la excitación vaginal y la excitación clitoridiana, o bien que le acaricies el clítoris mientras le haces el amor.

— Otras también terminan únicamente con las penetraciones profundas.

En una misma mujer, la manera de terminar puede

ser muy variable de una vez a la siguiente, o también puede experimentar muchos orgasmos de tipos diferentes en un mismo acto de amor.

— Si se ayuda con el clítoris, la mujer puede terminar sola, con su propio ritmo; a veces, puede incluso pedirle al hombre que pare de moverse aunque permaneciendo muy apoyado.

— Los golpes rítmicos y repetidos del hombre, mientras ella ha adoptado una postura que beneficia el acceso profundo, pueden acarrear el orgasmo vaginal de la mujer sin que ella se mueva en absoluto. En este caso, es importante que el hombre guarde claramente en la memoria la postura exacta con la cual la mujer ha terminado, y el ritmo y la fuerza de los golpes. Al cabo de algún tiempo, llegará a conocer así muchas posturas clave de su pareja.

El ritmo es un elemento importante; o mejor aún, la *repetición* rítmica. A menudo la mujer no termina porque el hombre no prolonga el tiempo necesario un mismo movimiento, y, por supuesto, porque esos golpes profundos, muy excitantes para él, son los que lo hacen terminar a él mismo demasiado rápido, antes de que haya podido satisfacer a su compañera.

— El orgasmo del hombre puede a veces desencadenar el de la mujer. Este orgasmo espontáneo es posible cuando el ritmo de la pareja en el orgasmo es prácticamente idéntico.

— Si la mujer puede terminar sola, sea de manera clitoridiana o vaginal o las dos, puede también descubrir el momento exacto en el que ha alcanzado el punto de no-retorno y pedir entonces al hombre que termine con ella. Su orgasmo se prolongará durante todo el tiempo que dure el del hombre.

— Otra técnica es encontrar una armonización rítmica perfecta de los movimientos del hombre y de los de la mujer. La ampliación de los movimientos en fase permite terminar entonces a la mujer, sola, si el hombre puede retenerse, o con el hombre.

— *Los orgasmos repetidos de la mujer:* la mujer puede terminar muchas veces en el curso de un mismo acto; en general, los orgasmos que experimenta son cada vez más fuertes (a la inversa de lo que sucede con el hombre). Tras cada orgasmo debes detener los movimientos durante algunos minutos, pues la mujer ya no tiene sensaciones y, además, tiene ganas de saborear la relación total que procura el orgasmo. Deja pues que ella misma reemprenda los movimientos; si no cortas su ritmo, se encontrará en un nivel muy alto de sensibilidad y podrás así procurarle verdaderas cimas de placer.

Cómo hacer terminar a una mujer

Ante todo hay que saber cómo ocurre el orgasmo femenino:

— Favorecido por los movimientos profundos y repetidos, se produce un derrame hormonal, sentido por la mujer como un punto de no-retorno a partir del cual el orgasmo se va a producir.

— El aumento de intensidad de los *mismos* movimientos, en la misma posición, con el mismo ritmo, o también movimientos espasmódicos incontrolados, provocan la emisión de secreciones dentro de la vagina, acompañada de un intenso placer. Es el orgasmo propiamente dicho. La cima del placer puede ser muy breve o durar algunos segundos, sobre todo si viene acompañado por el del hombre, pues la mujer siente entonces intensamente la eyaculación intermitente del hombre con un placer creciente.

— Tras esa cima, se produce un abandono perfecto del cuerpo, muy agradable en sí mismo; es una total relajación de los músculos acompañada de una gran serenidad mental.

El cuerpo y la mente están en reposo. Pueden presentarse entonces estados de conciencia muy elevados, pues se está en perfecta armonía con el otro y con el mundo que te rodea.

Hay sin embargo una diferencia que debe considerarse entre el orgasmo de la mujer y el del hombre.

En efecto, al hombre, incluso si trata de controlarse, le cuesta muchísimo no terminar cuando ha cruzado el punto de no-retorno.

Para la mujer, ocurre de diferente manera, e incluso si ha sentido el punto de no-retorno, el orgasmo no es seguro.

Un cambio de ritmo o de postura puede impedirle terminar. O también, si el hombre se apresta a seguirla, los movimientos preliminares a su orgasmo pueden bloquear el suyo.

Así es posible que una mujer tenga un principio de orgasmo y, sin embargo, que éste no ocurra totalmente. Ella se queda entonces en un estado de perplejidad, medio satisfecha, medio frustrada. Su cuerpo no se halla totalmente relajado y no siente el placer del abandono.

En fin, los tiempos propios de cada uno son muy difíciles que coincidan; a veces es cuestión de segundos.

Para que la mujer experimente un placer proporcionado a la duración del orgasmo del hombre, es necesario que el comienzo del orgasmo del hombre coincida con el suyo.

También hay que considerar que, cualquiera sea el tipo de orgasmo, el punto exacto que lo provoca es generalmente muy preciso en su localización.

Este hecho es una de las razones primordiales que hacen difícil el acceso de las muchachas jóvenes al orgasmo. En efecto, es posible que ese punto preciso no haya sido jamás excitado en ellas, generalmente porque el hombre no ha intentado muchas posturas o también porque él no la haya penetrado muy profundamente. Respecto de esto, hay que saber que algunas posturas en las que el cuerpo de la mujer está muy curvado sobre sí mismo, pueden disminuir a la mitad la profundidad de su vagina y favorecer una penetración máxima: p. ej., las posturas 2, 3, 4, 15, 16, 17, 18, 19, 22, 23, 29, 32, 33, 37, 45 y 46.

Para evitar las repeticiones, no describiremos las diferentes posturas ni los movimientos de penetración que están extensamente detallados en el otro libro *(Cómo hacer bien el amor a un hombre).*

Una información que tal vez te sea útil es que el orgasmo vaginal se logra más fácilmente en las posturas profundas, y sobre todo en las posturas en las que el cuerpo del hombre está exactamente frente al de la mujer, sea que ése se halle de espalda o boca abajo, tendida, sentada o arrodillada. Es más difícil lograrlo en las posiciones de lado. Esto se debe al hecho de que el punto preciso que dispara el orgasmo vaginal está en la mayoría de las mujeres en el fondo de la vagina, al medio. Así, el orgasmo puede lograrse en ciertas posturas en que el falo toque el cuello *del útero y en otras en que* toca justo bajo el cuello. Ahora bien, estos puntos no pueden ser alcanzados en las posturas laterales.

El orgasmo clitoridiano

En cuanto al orgasmo clitoridiano, el problema esencial es encontrar posturas en las que el cuerpo del hombre excite el clítoris simultáneamente a la penetración: las posturas 1, 7, 24, 27 y 28.

Son pues posturas inversas a las precedentes, puesto que por el contrario necesitan del estiramiento del cuerpo de la mujer y del hombre. En general son todas las posturas tendidas, sea que la mujer esté sobre el hombre (lo que es más cómodo), sea que esté bajo él, aunque en este caso ella debe sujetarle las caderas firmemente a fin de aumentar el roce y la presión.

El orgasmo clitoridiano es por el contrario difícil en la postura derecha o lateral de ambos cuerpos.

Sin embargo, hay que dejar que la mujer cuide de medir la presión que desea pues hemos constatado que una presión demasiado fuerte, que aplaste el clítoris, suprime todo placer y rápidamente se vuelve insoportable.

En lo que respecta a la fuerza necesaria que permite hacer terminar a una mujer, es extraordinariamente variable, no sólo según las personalidades sexuales, sino en una misma mujer en momentos diferentes.

Golpes demasiado violentos pueden reducir a una mujer al dolor y bloquearla totalmente. Ella se suelta entonces del abrazo y se contrae, hasta que finalmente ya no siente nada. Este hecho, cuando se lo repite, puede ser una de las causas mayores de la frigidez tardía o de un aminoramiento considerable de la sensibilidad sexual.

Las mucosas internas son muy frágiles; en una mujer muy sensible, una fuerza demasiado grande puede desbaratar estas mucosas, dejándolas insensibles. Tras una estancia con un amante demasiado poco atento, es necesario prodigios de dulzura y caricias sutiles para devolver a la mujer su sensibilidad inicial. Aunque puede recuperarla totalmente en algunos meses.

Otras mujeres necesitan, por el contrario, una gran fuerza en los movimientos para alcanzar el orgasmo, y algunas no lo han alcanzado nunca por falta de un amante lo bastante impetuoso.

Otro tipo de mujer necesita mucha dulzura, o también un acto muy largo.

Incluso para otras eso depende del momento.

Así se comprende por qué es absolutamente necesario que el hombre ensaye no sólo posturas muy diversas sino también intensidades variables y ritmos diferentes.

En comparación con esos cuatro factores primordiales que son las posturas, la intensidad, el punto de impacto y el ritmo, el tamaño respectivo de los órganos de los dos amantes se convierte en algo completamente secundario.

Un hombre de cualquier conformación puede no solamente satisfacer a cualquier mujer sino también descubrirle cimas sensuales si es un experto en el arte de Eros.

Cómo reconocer el orgasmo de la mujer

La mujer está próxima al orgasmo

Multitud de signos pueden permitirle al hombre saber que la mujer está próxima al orgasmo:

— Ante todo, una aceleración del ritmo respiratorio.

— En las mujeres que se expresan de forma sonora, una intensificación del estertor, quejidos o gemidos.

— Una rigidez de todo el cuerpo causada por una crispación de los músculos y una tensión de los nervios.

— El rostro de la mujer se convulsiona.

— Tiende a agarrar al hombre para apretarlo más fuertemente contra ella.

— En algunas mujeres, la respiración se acelera hasta producir sacudidas y sobresaltos.

Cómo ayudar a la mujer

Generalmente, el hombre ayuda a la mujer si intensifica sus movimientos; es decir, si les da más fuerza, más amplitud, más profundidad.

Sin embargo, esto es tan variable de una mujer a otra que tras algunas experiencias que os acercarán, es muy conveniente iniciar una conversación íntima sobre este tema, preguntándole a la mujer la mejor manera de favorecer su orgasmo.

Así, mientras algunas mujeres aguardan entonces un ritmo acelerado de los movimientos del hombre, otras necesitan que conserve estrictamente el mismo ritmo pero con más fuerza, otras aún que se inmovilice y las deje hacer.

Hay sin embargo una técnica que te permite llevar la excitación de la mujer a su cenit de una manera segura: consiste en aumentar su emoción de modo sonoro emitiendo tú mismo estertores y gruñidos acompañando tus movimientos. Incluso si una mujer no se expresa ella misma de manera sonora, esto no dejará de tener un efecto galvanizante sobre ella.

Puedes también exhortarla a terminar con palabras repetidas, lo que es muy excitante para algunas mujeres, o también repetir su nombre.

Hay en efecto, en ese momento, algo de muy mágico que se desprende de la repetición de ciertas palabras cargadas de sensualidad o de sentimiento, y el efecto es tan inmediato como profundo.

Cómo saber con certeza que la mujer ha tenido un orgasmo

Todos los signos que hemos descrito al acercarse el orgasmo son los mismos durante éste, aunque la intensidad es aún mayor. Durante el orgasmo mismo, algunas mujeres emiten gritos muy característicos pero únicos para ellas.

Otras realizan movimientos convulsivos; algunas, crispan las manos en el cuerpo del hombre.

Aunque todos estos signos pueden existir sin estar por ello acompañados del orgasmo.

Hombres muy experimentados me han confesado que muchas veces habían podido ser engañados por simuladoras, pese a sus amplias experiencias en materia de mujeres. Sin embargo, hay un signo totalmente inequívoco y es el estado de relajación absoluta de *todo* el cuerpo tras el orgasmo. Los brazos y piernas que apretaban al hombre tienden a deslizarse para volver a caer sobre la cama, hasta el punto que le es difícil levantar un brazo. La mujer se libera un poco para sentirse más cómoda y siente un gran malestar, aunque sienta la necesidad de sentir el contacto más íntimo con el cuerpo del hombre, al mantener sus piernas y brazos en alto. Sin embargo, desea prolongar la armonía física y psíquica lograda con el hombre en ese momento, conservando el mayor contacto posible con su cuerpo.

Esta relajación, y el placer que siente la llevan a menudo a emitir suspiros de bienestar.

Así, si la mujer se fuerza por cualquier razón, aunque sólo sea para desprenderse del abrazo, a mover un brazo, éste volverá a caer pesadamente sobre la cama.

Una total relajación no se puede lograr después del acto sin el orgasmo, sobre todo en nuestras sociedades en las que ese estado es cada vez más raro; es la razón por la que el estado psíquico que acompaña a esta relajación es tan agradable, como un sueño vaporoso, o incluso una ausencia de pensamientos.

Cómo comportarse con una joven o una mujer que nunca ha conocido el orgasmo

La mujer se encuentra, respecto del orgasmo, en una postura muy diferente a la del hombre, razón por la cual no piensa de ello en absoluto la misma cosa.

En efecto, para el hombre, el orgasmo es un hecho que se expresa visiblemente, igual que su estado de excitación se refleja en su erección.

Para la mujer, por el contrario, su sensación o su placer no están tan exteriorizados y conllevan menos secuelas.

El orgasmo de la mujer es fluctuante, más incierto. Se sabe que la mujer no logra forzosamente el orgasmo en su primera experiencia. Este hecho es tan dependiente (al contrario que en el hombre) del comportamiento de la pareja, que a menudo logra este estado con otro amante. Es la razón por la cual una muchacha puede tardar dos o tres años en experimentarlo. Cuando ha tenido la experiencia le es más fácil entonces suplir la falta de *savoir-faire* eventual de su pareja.

Sin embargo, el hombre no tiene que olvidar que para ella esa *no es* una situación anormal, grave o alarmente, por la simple razón que siente un enorme placer al hacer el amor, incluso sin orgasmo.

La mayoría de las mujeres que hemos entrevistado nos lo han confirmado: nunca han sentido angustia por el hecho de no haber experimentado aún ese estado y, además, han tenido un gran placer al hacer el amor, sin tener la impresión de vivir una carencia.

Así, creo inútil hablar de este tema (y sobre todo como un problema) pues podría problematizar a una joven, tanto más cuanto que ella puede creer que ha alcanzado el orgasmo y no advertirá la diferencia más que cuando lo alcance realmente.

En efecto, es difícil para una mujer representarse de qué se trata pues no existen signos categóricos. Es sin duda la razón por la cual esto sigue siendo vago en el psiquismo de la joven, lo que representa la mejor solución pues ello no le crea un problema superfluo que no haría más que dificultarle la consecución de ese estado, incluso hasta bloquearla.

Lo mejor es pues evitar hablar de ello con una mujer demasiado joven; por el contrario, haciéndola experimentar diferentes posturas y diversos ritmos, le darás el máximo de posibilidades de alcanzar el orgasmo.

Sin embargo, es interesante recordar que una mujer que no termina necesita generalmente un acto más largo para quedar satisfecha.

Cómo siente la mujer el orgasmo del hombre

Los tratados de sexología ponen sistemáticamente el acento en el orgasmo, como si éste representara el primer criterio de un acto exitoso. Esto refleja una muy pobre idea de la dimensión que puede representar un verdadero acto amoroso. Y creo que esta noción, agravada por un juicio demasiado definitivo, ha causado más problemas en las parejas de los que naturalmente podrían existir.

Si analizamos esta noción, veremos que expresa un juicio de tipo cuantitativo que no toma en absoluto en consideración la *calidad* del intercambio amoroso. Además, todo se presenta en el sentido de la cantidad en estas últimas décadas: se promulgó una frecuencia llamada «normal» y la gente «sana» *debe* hacer el amor tantas veces a la semana.

Cosa no menos asombrosa, el lapso para considerar «precoz» una eyaculación varía en los tratados entre uno y tres minutos. Si me hubieran entrevistado en la época de mi vida en la que no vivía con una pareja estable probablemente habría colocado el baremo de mi profunda vejación en un cuarto de hora.

En una pareja establecida es completamente diferente, pues no sólo la frecuencia de las relaciones cambia su duración, sino que, además, esa pareja afronta todo tipo de necesidades creadas por el ritmo de trabajo o la presencia de los niños.

Para resumir el estado de espíritu generado por los especialistas de las últimas décadas: muchos factores relativos no estaban considerados, y en ningún momento se le ha planteado a las mujeres si estaban frustradas por un acto de mediocre calidad o por uno sin orgasmo.

En segundo lugar, la mujer no tiene ningún motivo para sentirse traumatizada cuando un hombre no termina, por la razón que sea, si el acto ha sido de calidad y si el hombre ha sido atento con su placer. Los hombres y las mujeres interrogadas han elegido mayoritariamente la armonía como el criterio primero de un intercambio de calidad.

Incluso un hombre que tiene una erección mediocre

puede dar a una mujer más placer, si sabe dar y posee cierta destreza, que un hombre «normal» que busca únicamente su propio placer.

Así, cuando se considera la calidad de la sensibilidad, de entrega al otro y de armonía, los criterios de cantidad y de logros se convierten en totalmente faltos de interés.

Las mujeres, en general, no esperan hazañas de los hombres, sino, por el contrario, cualidades sentimentales, una atención a su placer y una dulzura sensual que nacen de la armonía a la vez psíquica y física.

X. VARIACIONES EN LAS RELACIONES SEXUALES

Como acabamos de ver, los diferentes tipos de relación, a diferentes edades, determinan obligaciones y necesidades variables. Una misma persona varía en su sensualidad de un período de su vida a otro, no sólo al cambiar de pareja y en función de su vivencia afectiva, sino también naturalmente, en función de su cambio de mentalidad y del desarrollo de su personalidad.

Además, una joven no tiene las mismas demandas que una mujer experimentada; de este modo, la manera de satisfacer a una mujer, sea quien fuere, pasa en primer lugar por la comprensión de su modo de vida y sus necesidades. A pesar de las personalidades muy diversas que puedes encontrar, las observaciones globales pueden servir de punto de partida a una consideración de necesidades particulares.

Deseos de la mujer en una relación temporal

La situación creada en el transcurso de un primer encuentro, en una relación inicial o temporal, encierra los exquisitos encantos del despertar amoroso, del descubrimiento, de la fascinación.

La relación, muy rica, se despliega simultáneamente en el intercambio entusiasta de ideas, en la delicadeza psicológica, en la atracción física. Todos estos niveles están todavía enredados, mezclados, en una fascinación global del ser amado. Es eso lo que permite sin duda la gran posibilidad de un encuentro: se distingue al otro en su homogeneidad, en su coherencia; no se le detalla, no se le analiza. Al contrario, es la intuición lo que prima, la sensibilidad global. Entonces estamos totalmente abiertos al otro, al recibirlo y al darnos. Miramos todos los aspectos positivos porque nosotros mismos estamos en un estado positivo.

Con toda seguridad, si pudiéramos guardar esa mirada abierta que acoge, permanecerías en ese estado de entusiasmo y de sorpresa permanentes en nuestras relaciones.

Cuando la mujer no ha tenido desde hace mucho tiempo una relación sexual, tiene generalmente necesidad de un acto muy largo. Le son necesarios preliminares muy extensos para despertar toda la sensualidad de su cuerpo; es decir, que le hace falta mucho tiempo para pasar del estado sexual neutro a la excitación. Sin embargo, puesto que su cuerpo está cargado por una gran demanda, va a alcanzar delicadamente una sensibilidad sensual exacerbada.

Es pues muy importante hacer durar los preliminares mucho tiempo, sobre todo si temes no poder controlarte durante el acto. Cuanto más largo sea el intercambio, mayor placer tendrá la mujer.

Esto es a la inversa en el hombre, que tendrá más problemas en controlarse y hacer durar el acto si no ha tenido una relación durante mucho tiempo.

Deseos de la mujer en una relación duradera

En una relación estable, las necesidades físicas generalmente están satisfechas, los mayores problemas que se presentan son conservar la frescura y la delicadeza del acto amoroso. Entonces son las cualidades de imaginación y fantasía las que se vuelven extremadamente necesarias.

En una relación duradera, la mujer tiene unas veces necesidad de largos preliminares, otras de un intercambio muy corto, aunque necesita sobre todo variedad y sorpresa. El cansancio engendrado por las horas de trabajo a menudo hace desear un intercambio más corto. Pero todo esto está en función del estado sensual de un momento dado.

Si la mujer viene hacia ti, significa que su deseo ya está despierto y que no tiene necesidad de largos preliminares. Si ella está más bien neutra y eres tú quien busca la relación, entonces es necesario proceder progresivamente y esperar una respuesta positiva a tus caricias de aproximación.

En las parejas estables, los problemas de las frecuencias relativas de los dos se vuelven importantes. Es raro que ambas personas tengan exactamente la misma frecuencia. En general, cada uno intenta armonizarse con el otro y de ello resulta un término medio.

Sin embargo, la relación afectiva de la pareja es determinante con respecto a la relación sexual. Es necesario un cierto clima psíquico para que pueda tener lugar un intercambio sexual. Corresponde pues a aquel de los dos que siente ganas de hacer el amor, el conseguir el clima propicio a lo largo del día.

Por de pronto quizás evitando hablar de las necesidades de la vida que causan problemas a la pareja en aquel momento. Al iniciar caricias furtivas en el transcurso del día se establece un clima sensual. Por fin, una salida improvisada al restaurante o al cine termina por crear un clima de relajamiento propicio a los preliminares amorosos.

Quizá también a causa de una especie de juego sensual, en el apartamento o en el coche, incluso apenas bosquejado en una situación mundana, se establece una complicidad y se crea un relajamiento.

Cuantas más tensiones y trabajo agotador proporciona la vida, más necesario es un cierto corte respecto de lo cotidiano. Es necesario olvidar la jornada, las preocupaciones, las cosas que hay que hacer mañana y distenderse, relajarse de una manera o de otra.

Algunas mujeres tienen necesidad de un mayor tiempo de estímulo y saber, por ejemplo, que algo va a pasar por la noche. Las caricias y los besos la relajarán y su deseo crecerá en el transcurso de la velada. Otras no podrán soportar que se cree una costumbre en función del ritmo de trabajo: a ciertos temperamentos, les desmoralizaría un día y una hora previstos con anterioridad y una tendencia a la rutina.

Si sólo hay días propicios y previstos a nivel de tiempo la unión se vuelve rápidamente insípida; pero al contrario, si ese día es posible un mayor relajamiento y una mayor atención, entonces será esperado con placer.

En la mujer, el clima psicológico determina por

completo la apetencia sexual; no podrá darse físicamente si no lo hace mental y afectivamente. Todo está unido en ella, por lo que la calidad de la relación afectiva cambiará su temperamento sexual.

Cierto clima afectivo y sensual, conservado durante el día mediante estallidos de risa, complicidad, caricias y una franca simpatía permitirá conservar la relación sensual viva y fresca.

También hay dos prioridades: por un lado, que estés en disposición de responder a sus deseos cuando viene hacia ti, incluso si no es exactamente tu momento. En efecto, si ella tiene menos a menudo deseos de hacer el amor que tú, sería catastrófico psíquicamente rechazarla cuando ella manifieste deseo, ya que es el momento en el que puede brindar su máxima sensibilidad, y por lo tanto obtener su máximo placer; ella tiene necesidad de esos recuerdos de gran placer para aumentar su deseo de hacer el amor.

La segunda prioridad es no forzarla a hacer el amor si ella no tiene ganas, sobre todo si su frecuencia es más débil que la tuya. Intenta por todos los medios, sobre todo los más sinuosos, situarla en un clima sensual o despertar sus ganas, pero si no hay ninguna respuesta espera otro momento, ya que si no su frecuencia corre el riesgo de disminuir todavía más por los malos recuerdos que guardará.

Los recuerdos de los momentos pasados juntos son, como se ve, de la mayor importancia para la mujer. Haber experimentado un gran placer hace nacer imágenes eróticas que le devuelven las ganas de hacer el amor. Por el contrario, los mediocres recuerdos de vuestro último intercambio la pondrán indiferente.

Para evitar malos recuerdos, es preciso no sólo evitar forzar una situación, sino que si ha habido un problema no atendido y no has podido satisfacerla, puedes minimizarlo continuando con las caricias después de que tú mismo hayas terminado: conservando un contacto sensual muy fuerte con ella, de manera que rápidamente puedas volver a hacer el amor.

Precauciones con una muchacha virgen

Las precauciones en este caso parecen ser evidentes, pero podemos bosquejarlas globalmente.

Es preciso recordar que la muchacha no conoce las sensaciones profundas antes de haber sido acariciada; contrariamente al hombre que, en sus experiencias solitarias de adolescente, ha tomado conocimiento de las sensaciones de sus órganos, la muchacha sólo se ha aproximado a la sensualidad clitoridiana. Es pues para ella un nuevo mundo de sensaciones jamás experimentadas anteriormente el que va a descubrir paso a paso con su primer intercambio amoroso.

Es difícil de describir lo que pasa en la muchacha. En efecto, la sensibilidad de sus mucosas aún no está despierta. La piel no responde inmediatamente al placer. Se podría decir que tiene un retraso en las sensaciones, por de pronto éstas están muy localizadas; luego las sensaciones van a extenderse y ampliarse poco a poco en el transcurso de los primeros intercambios, hasta volverse más claras y más precisas. La sensación global va a refinarse y diferenciarse para dar sensaciones particulares en lugares distintos.

Es necesario, indudablemente, que se instale un clima de confianza frente a su propio cuerpo y al tuyo mediante un *flirt* prolongado en el que te hayas cuidado de despertar la sensualidad de sus pechos y de otras zonas erógenas, con caricias muy delicadas. Luego hay que acariciar dulcemente su zona sexual y penetrar su vagina muy lentamente acariciándola con un dedo.

De este modo es desflorada con el mínimo dolor.

El problema de la muchacha, en este estadio, no es sólo la presencia del himen (el desgarro de ese velo no entraña generalmente dolor), sino el hecho de que la vagina está completamente cerrada, lo que provoca que la penetración sea dolorosa.

Así, es preciso penetrar muy suavemente, con movimientos del dedo que tengan el mínimo de amplitud, para favorecer el proceso de elasticidad de la piel. Es esta elasticidad, que se preserva con movimientos suaves y fluidos, la que da lugar al placer. Un hombre muy brusco o muy potente puede hacer perder elasticidad —y por tanto sensibilidad— a las paredes vaginales. En un primer contacto, esto puede ser catastrófico para la mujer.

Cuando con el dedo hayas penetrado hasta el fondo de la vagina, con pequeños descansos, deteniéndote en cuanto la muchacha sienta dolor o tenga un movimiento de reticencia, acaríciala durante algún tiempo para flexibilizar sus paredes vaginales.

Quizás entonces, desde ese estadio, ella empezará de pronto a sentir un cierto placer. La sensación de placer llega muy abruptamente, en cierto momento. La muchacha también puede no tener ya dolor, pero tampoco sentir aún nada agradable.

Es deseable que pases más de una sesión acariciándola de este modo, sólo con el dedo. Luego, muy lentamente, con pequeños descansos, penétrala suavemente, guiándote siempre por sus reacciones. En cada umbral, haz pequeños movimientos rápidos, luego cuando está distendida, ve un poco más lejos. Indudablemente, haz el amor con la mayor dulzura y con movimientos lentos, en una postura de la mujer estirada sobre la espalda, lo que permite la menor profundización.

Es necesario que sepas que cuando la muchacha despierta su sensualidad profunda, tiene gran necesidad de un contacto humano prolongado, con su amigo, aparte del acto sexual, y tiene necesidad de volver a hacer el amor en tiempos muy cortos; es decir, al día siguiente o a los dos días. Así, sería evidentemente deplorable seducir a una virgen si no puedes estar presente en los días siguientes y darle lo que ella necesita en amor y caricias.

En ese primer intercambio amoroso completo con el hombre, si ha durado una hora o dos (lo que es aproximadamente lo necesario para penetrarla lentamente), es posible que la joven sólo haya experimentado algunos minutos de sensación real de placer —incluso se puede decir: de cualquier sensación de sus órganos internos— aparte el dolor de la penetración. Pero después del acto, esta sensación dura como si aún estuvieras en ella, y a veces durante más de un día.

Es por esto que tiene una necesidad terrible de tu presencia y de volver a hacer el amor, después de un tiempo de descanso, en los días siguientes.

La manera como te comportes con una virgen puede determinar su futura sensibilidad. Si, con dulzura, preservas y aumentas la elasticidad de sus paredes internas, ella desarrollará una gran sensibilidad. Si hay brusquedad desde la partida, será necesario que otro hombre, con más dulzura aún, le devuelva su sensibilidad poco a poco.

Situaciones particulares de las parejas con niños

La mujer tiene necesidad de una seguridad y de una intimidad muy grandes para hacer el amor. La posibilidad de ser estorbada o escuchada puede bloquearla por completo.

Este detalle se hace muy importante cuando la pareja tiene niños, ya que la mujer permanecerá tensa y poco dispuesta a abandonarse mientras los niños no duerman. Éste es también a menudo el caso del padre, aunque el problema es casi siempre de la madre.

Sin embargo, es útil saber que los niños tienen el sueño muy pesado y una vez están dormidos, sobre todo en las primeras horas de sueño, hace falta un ruido tremendo para despertarles.

A pesar de todo, la mujer, mucho más que el hombre, tiene la costumbre de no abandonarse totalmente y conservar una parte de su espíritu en todo lo que se mueve.

Entonces es muy importante utilizar los mediodías o momentos privados, incluso vacaciones de enamorados, en los que los niños están seguramente guardados lejos durante un lapso largo; esto permite a los padres encontrar de nuevo una perfecta distensión y un abandono de sí sin temor en el intercambio amoroso.

Si no tomas esta precaución, la incomodidad puede convertirse en una costumbre psicológica y la mujer, en otra situación, tendrá problemas para reencontrar su capacidad de abandono.

XI. CÓMO RESOLVER TUS PROBLEMAS SEXUALES

Con toda seguridad, el psicoanálisis ha conseguido dar un gran paso en el conocimiento de la psiquis humana, esencialmente al introducir el concepto de inconsciente, es decir, esa parte oculta de nuestro ser que encierra informaciones y una conciencia propia que, a no ser con técnicas apropiadas, generalmente no afloran a nuestro consciente.

El inconsciente fue descubierto por Freud en un momento de su vida en el que practicaba el hipnotismo. La hipnosis se reveló extraordinariamente eficaz para resolver algunas enfermedades mentales, y Freud obtuvo curaciones tan sutiles como extraordinarias. Sin embargo, una de sus enfermas curadas de esta forma causó una fijación emocional en él de tal intensidad que le ocasionó algunas dificultades. De este modo descubrió el mecanismo de transferencia, lo que le llevó a buscar una técnica más apropiada para el análisis de lo recóndito que pudiera atenuar el problema de la transferencia. Así, puso a punto el método psicoanalítico.

Pero Occidente abandonó la hipnosis, a pesar de las curaciones excepcionales que habían sido obtenidas por Freud y sus predecesores de la Salpêtrière.

Por el contrario, Rusia no fue subyugada por el psicoanálisis freudiano y continuó sus búsquedas sobre la hipnosis, consiguiendo, en este último decenio, resultados notables, no sólo en el terreno médico sino también en la puesta al descubierto y en el aprendizaje de los fenómenos paranormales (1).

En Europa, esta nueva forma de pensar inficionó la totalidad de la cultura: todas las enfermedades psíquicas se debían a desórdenes sexuales, todos los sueños podían explicarse en términos de simbolismo sexual. Se llegó a decir que todo hombre era un neurótico.

Ahora bien, desde esta perspectiva, estamos obligados a constatar que si se ha dado un paso en el conocimiento del subconsciente, empero se está muy lejos de obtener resultados positivos en la curación de las enfermedades mentales mediante el método psicoanalítico.

Podemos descubrir varios errores de orientación que han conducido la investigación psicoanalítica al actual callejón sin salida:

— En un principio, para curar a alguien no se puede partir solamente de lo que tiene de más bajo: es decir, sus instintos y sus pulsiones sexuales incontroladas. Se trata de una actitud fundamentalmente reduccionista, que desmantela todos los ideales y los sentimientos de un ser para dejarle en medio de una jungla hostil de pulsiones y deseos malsanos.

— Luego, es fácil verificar que cuanto más piensa uno en sus problemas, más se agrandan. Si uno se pasa la vida desmenuzándolos, en lugar de ser problemas pa-

1. *Manual de experimentos parapsíquicos*, Sheila Ostrander y Lynn Schroeder; Ed. Martínez Roca, Barcelona, 1984.

sajeros se acomodan y se fijan: se transforman en problemas permanentes.

— Hay que añadir también que el inconsciente, lejos de estar sólo poblado por pulsiones malsanas, es la fuente de nuestra fuerza vital. En él hacemos crecer las imágenes de nuestros ideales, las fuerzas de creación y de búsqueda y también es allí donde se encuentran las raíces de nuestra vitalidad.

Ahora bien, el psicoanálisis freudiano se ha restringido al estudio de las enfermedades mentales y las generaciones siguientes han vivido el inconsciente como algo morboso.

Jung dio una mayor amplitud al inconsciente, descubriendo en él las imágenes o arquetipos que son las fuerzas vitales que nos animan; propuso un simbolismo más complejo que deja lugar a las funciones más altas del ser humano y a su posibilidad de realización espiritual (1).

Desgraciadamente, no pudo enderezar la orientación fundamentalmente patológica dada por Freud a toda esta investigación. En la actualidad, la mayoría de los psicoanalistas son freudianos y es raro encontrar psicoanalistas junguianos.

Así pues, si era necesario en el tiempo de Freud hacer ver a una generación demasiado mojigata y escandalizada que la sexualidad existía y podía originar graves desequilibrios si se la rechazaba, también ahora, en una generación que ha liberado su sexualidad, se tiene necesidad de descubrir otros niveles del ser.

Pero no se trata de cuestionar las ideas de Freud o del psicoanálisis, sino más bien el método terapéutico propuesto por Freud; es decir: el análisis o la psicoterapia.

No hay que olvidar, por ejemplo, que seres que vi-

1. *Arquetipos e inconsciente colectivo,* Carl G. Jung; Paidós Ibérica, 1981.

ven fenómenos paranormales están aún en asilos bajo diversas etiquetas psiquiátricas. Casos de viaje astral, de visiones de desencarnadas, de reminiscencias de vidas anteriores, de percepción de auras, pueblan nuestros asilos, mientras que en Oriente, por ejemplo, estas personas serían guiadas para el mejor desarrollo de sus incipientes facultades.

Muchos niveles del ser, y especialmente todos los que rozan la supraconciencia, no han sido investigados por el psicoanálisis, y esos niveles no pueden explicarse por pulsiones. El psicoanálisis es una ciencia joven y ciertamente no lo ha dicho todo sobre el psiquismo del hombre.

En la actualidad, la investigación del psiquismo humano sobrepasa al movimiento psicoanalítico y se expresa en una explosión de nuevas búsquedas. Se ha retomado el estudio de la hipnosis. La existencia de dones paranormales pone en evidencia un funcionamiento de nuestro espíritu inexplorado hasta ahora.

Se experimentan nuevas terapias y métodos de curación que funcionan en el nivel energético del ser: magnetismo, acupuntura, homeopatía, etc....

¿Por qué curarse a sí mismo?

Podemos advertir cotidianamente que alguien que sufre una grave crisis puede resolver él solo su problema en algunos meses, mientras que aquel que va a ver a un psiquiatra tiene para varios años.

Esto obedece a varias razones de las que la más importante es que la persona que decide resolver sola sus dificultades toma el problema en sus manos y desarrolla un movimiento de voluntad en este sentido. Así pues, la voluntad de curar ya es un paso enorme en el proceso de curación. Existe gran cantidad de personas que no quieren «librarse», que se encierran en sus problemas y que bien quisieran que otros asumieran la responsabilidad de su propia vida.

Con seguridad algunos tienen necesidad de una ayuda exterior para ver más claro en ellos mismos, pero si no han decidido que *quieren* curarse, nadie podrá ayudarles. Por el contrario, desde que existe un profundo deseo por superar el problema, el individuo ha dado un paso positivo y todas sus fuerzas están concentradas hacia esa meta. Entonces tiene todas las posibilidades de resolverlo en un tiempo mínimo.

Sólo las personas estáticas e inertes no tienen jamás problemas. Las crisis que nos agitan prueban que estamos evolucionando, cambiando, adaptándonos.

Cuanto más sensible es una persona, más difícil será su adaptación al modo de vida actual y a los demás.

Las crisis nos muestran unas zonas de nosotros mismos que es necesario comprender, explorar, controlar.

Minimizar los problemas

Muchas dificultades que surgen en nuestra vida se resolverían por sí mismas si las dejáramos evolucionar en el tiempo sin hacer un problema de ellas.

La sexualidad sigue el curso de nuestra vida; cambia y evoluciona al mismo tiempo que nosotros. En la juventud, las sensaciones están en su máxima intensidad, pero no sabemos verdaderamente cómo dar y recibir placer. En la vida adulta, las sensaciones se tornan menos fuertes, pero descubrimos nuevos placeres a través de la experiencia.

También pasamos por períodos de gran intensidad sexual y momentos en los que otros intereses toman la delantera, o también períodos de menor deseo. Es preciso dejar al cuerpo expresarse a su ritmo y no temer los excesos pasajeros.

La sexualidad no debe sujetarse a normas, si se quiere que conserve su fuerza vital y su poder de regeneración. Sencillamente hay que avenirse a que exista un equilibrio entre las fluctuaciones de los dos miembros de la pareja, de manera que uno no sea desequilibrado por el otro. Por lo demás ocurre a menudo que las parejas sufren juntos esos períodos por la sencilla razón de que son creadas por el estado afectivo de la pareja.

Antes que nada, cuando sucede un acontecimiento imprevisto y molesto, no hay que asustarse, antes al contrario restablecer la atmósfera de connivencia con un poco de humor, lo que asegura tu confianza en el otro y en ti mismo. De este modo muestras que no es más que un accidente pasajero y que no hay motivo para inquietarse. A menudo la mujer se contraría más por la reacción de pánico del hombre ante un problema cualquiera, que por el problema en sí mismo.

En efecto, la mujer concibe el intercambio sexual como parte integrante de una relación afectiva y amorosa. Un problema que surja es pues un detalle en esta relación y no pone en cuestión la profundidad de los sentimientos de ella hacia el hombre. Si el hombre, con su comportamiento, muestra que también para él es así, y susurra a la mujer, mientras la acaricia, que está desolado por el contratiempo pero que le volverá a hacer el amor lo antes posible, entonces incluso puede reforzar la calidad de la relación.

Por el contrario, si se espanta por completo, no atreviéndose ya ni a hablar, ni a mirar a la mujer, entonces ésta siente instintivamente que falta algo fundamental en la relación y que el hombre no está lo bastante próximo de ella. Esta falta de confianza y de amistad hará surgir graves problemas que serán tanto más difíciles de resolver cuanto más intente disimularlos el hombre.

Ante este comportamiento se corre el riesgo de que ella rechace ulteriores contactos sexuales: pero *no* porque el hombre tenga un problema, sino a causa de su comportamiento *frente* al problema, que ha revelado un fallo en la relación afectiva.

Inversamente —puedes estar seguro sobre ese punto— si tu relación afectiva es profunda, la mujer aceptará muy fácilmente un problema pasajero, incluso en el caso de un primer encuentro. La reacción muy apesadumbrada del hombre, mostrando que se siente un poco culpable e intenta reparar una «falta», generalmente la sorprende y a veces la hace sonreír mientras lo tranquiliza.

Esta «culpabilidad» sin duda ha sido originada por los manuales de sexología que no tomaban en cuenta más que el aspecto cuantitativo del acto: «Un acto con éxito es aquel en que el hombre y la mujer han tenido un orgasmo. Punto.»

Es preciso darse cuenta, sin embargo, de que en el siglo pasado las informaciones sobre el placer de la mujer no circulaban. Muy al contrario, el hombre prestaba poca atención a la mujer, contentándose con seguir su propio ritmo, y muchas esposas ignoraban por completo que su verdadera sexualidad jamás había sido estimulada.

Es necesario pues poner el acento en el placer de la mujer, su propio ritmo y la manera de permitir su realización sexual.

Sin embargo, como todo exceso conduce a otro, el hombre, a través de esos manuales, ha empezado a culpabilizarse si no le dejaba a la mujer el tiempo necesario para alcanzar el orgasmo. Ahora bien, autoculpabilizarse es, evidentemente, atrasar otro tanto la posibilidad de control o de plenitud.

Eso está muy lejos de la realidad de la relación amorosa, que aspira a la armonía en todas las situaciones y no al éxito en una competencia.

Ahora bien, la armonía es una cualidad que existe desde el principio de una relación o que jamás estará presente. Es por lo que una mujer intuitiva evitará una relación pobre en amistad y en simpatía. En cambio, hará falta tiempo para que esta armonía vuelva estable y rica la relación a todos los niveles.

Esta armonía en el amor lleva a dos seres progresivamente a su plenitud; por tanto, el tiempo es un factor primordial. Por ello, para permitir expresarse plenamente a la relación amorosa y afectiva, es preciso minimizar los pequeños problemas que puedan surgir, sencillamente hablando de ellos (o no hablando, si se trata de un hecho convenido) y reforzando la calidad de amistad y complicidad, que es fundamental.

Muchos problemas surgidos en una relación anterior pueden en tal caso disolverse con el tiempo, siempre que se viva el amor y la confianza como el fundamento de la relación de pareja.

Es necesario ser tan amplio y generoso para con las dificultades del otro como para con las tuyas propias. Si un hombre corre a casa del psiquiatra en cuanto tiene el menor problema de erección, creyendo que su vida sexual zozobra, es probable que vuelva real e intenso un problema que ha podido ser simplemente pasajero.

Al intentar descubrir a cualquier precio las pulsiones morbosas, los deseos rechazados y los conflictos infantiles (y no sigo...), para darle gusto a su médico, es posible que pase por alto un simple agotamiento o la tensión afectiva que ha provocado ese malestar.

Algunos nuevos sexólogos, como Masters y Johnson, han visto claramente el problema esencial de la importancia exagerada que tiene la idea de éxito en el hombre. Han propuesto una técnica de no-demanda (1); es decir, de generosas caricias sin esperar nada a cambio, para resolver los problemas más graves de las parejas.

Podemos decir que hay muchos más problemas sexuales que nacen de una falta de amor y de armonización en la relación sentimental y mental, que problemas afectivos debidos a dificultades sexuales.

Buscar una relación de amor privilegiada

El punto esencial de una buena relación sexual parece pues que es la calidad amistosa y armónica de la relación. Unas relaciones demasiado competitivas en el plano pasional, ocasionan problema tras problema a todos los niveles y especialmente en la sexualidad.

Puesto que ahora tenemos la posibilidad de tener experiencia en las relaciones con el otro sexo antes de embarcarnos en una pareja duradera, muchos de los malestares causados por una desarmonía fundamental entre dos seres deberían ir desapareciendo.

Los factores clave, que deben estar presentes *desde el principio* de la relación son la calidad de la amistad, la posibilidad de confiarse, el sentimiento de sentirse libre y de ser sí mismo totalmente, amar la vida y abrirse más plenamente, comprenderse perfectamente y ex-

1. *El vínculo del placer*, William H. Masters y V. Johnson; Grijalbo, Barcelona, 1984.

perimentar el fenómeno de configurar un ser más rico entre los dos.

Las señales que dejan presagiar una relación de tipo pasional, que se revelará destructiva, son: una sensación de malestar delante del otro, la imposibilidad de ser verdaderamente sí mismo, las dificultades de comprenderse con palabras o sin ellas, las diferencias demasiado claras de comportamiento o de ideas, la ausencia de complicidad y de amistad estable.

Debes saber que es inútil hacer durar una relación inarmónica en la que siempre estéis compitiendo entre vosotros ya que esta competición jamás desaparece. Puede agravarse o disminuir muy lentamente con el tiempo, pero jamás pasarás de una relación competitiva a una comunión armónica. Si eres joven y no tienes el problema de los niños... tanto mejor si no pierdes demasiados años antes de buscar una relación que te satisfaga en todos los niveles.

La verdadera amiga es, sin duda, muy difícil de encontrar, pero parece que el encuentro es más fácil cuando uno mismo sabe el tipo de relación que busca; al menos esta claridad para con nosotros mismos puede impedirnos permanecer aprisionados demasiado tiempo en relaciones insatisfactorias o destructivas.

Las pasiones intensas y dramáticas nos enseñan sin embargo a volver más amplio el espíritu y a buscar lo esencial. Hay muchos detalles a los que no hay que dar importancia, pero que es esencial regular con la mayor efectividad.

Evidentemente, en una relación armónica, esos detalles se regulan por sí mismos y los problemas que pueden surgir desaparecen rápidamente gracias a una profunda comprensión mutua.

Es esencial tener presente que tu comportamiento sexual puede cambiar por completo con una pareja distinta.

Para una mujer, esto puede llegar hasta la negativa a hacer el amor con el hombre, mientras que esta misma mujer será extremadamente complaciente con otro hombre al que amará y apreciará. Por ello debes guardarte de tener ideas preconcebidas sobre la sexualidad de una mujer, en función de lo que haya podido dar de sí misma en una relación dada.

Para un hombre, las variaciones de comportamiento son menos evidentes, pero tienen más mar de fondo y surgen por golpes imprevisibles.

Estas variaciones también pueden sobrevenir en la evolución de una pareja: al principio, por ejemplo, la mujer enamorada está siempre solicitando y el hombre tiene problemas para responder; luego, el deseo se empobrece en la mujer y es el hombre quien solicita. O a la inversa. Hay que darse cuenta de que estos comportamientos siguen exactamente el grado de nuestro amor por el otro, y de nuestro afecto que se refuerza o se desmorona con el tiempo.

Por tanto sería inútil querer regular los problemas que surgen en una pareja en un nivel puramente sexual, cuando la causa se encuentra en el plano de los sentimientos afectivos.

También es ésta la razón por la que hombres y mujeres tienen interés en tener una cierta experiencia de su propia sexualidad y de los comportamientos tanto psíquicos como sexuales del otro sexo antes de comprometerse en una relación duradera, a menos que esta relación sea desde el comienzo de naturaleza excepcional. De este modo conocen las variaciones de su propia sexualidad y tienen un criterio de juicio para escoger una relación armónica y rica.

Los problemas del hombre

El miedo a no satisfacer a la mujer

La gran mayoría de los problemas sexuales del hombre derivan de este miedo.

¿De dónde proviene esto? Hemos hablado de que un exceso en la represión de la sexualidad había llevado a un exceso inverso: colocar al hombre en la obligación de obtener un resultado satisfactorio en la cama, dando a la sexualidad un protagonismo excesivo en la relación afectiva.

Existe pues este antecedente, que lleva al hombre a culpabilizarse si no satisface a la mujer. Pero también hay que mencionar el momento en que la vida sexual del muchacho se despierta y, como está en un mundo masculino, las bromas no cesan de propagarse alrededor de ese tema.

Así pues las bromas giran todas alrededor del lado cuantitativo del falo: grosor, potencia; están a menudo acompañadas de una desvalorización de la mujer; a veces, el hecho de «follar» o hablar de ello sólo sirve para valorizar a aquel que se vanagloria del acto.

Hay dos aspectos que se expresan: uno es la sobrevaloración de la potencia del hombre y el otro el hecho establecido de servirse de la mujer para sus propios fines, abusar de ella para conseguir un momento de placer.

Esta atmósfera que existe alrededor del muchacho ejerce una presión sobre él que guardará hasta que no haya hecho sus primeras experiencias. Ahora bien, su primer acto sexual generalmente sucede cuatro o cinco años después del despertar de su sexualidad; esto al menos es así en Occidente.

Durante todos esos años, la idea que se forma de la sexualidad está teñida por lo que los demás le dicen de ella. Así pues las primeras ideas que le son inculcadas, por la vía más malsana, son, por ejemplo, la necesidad de que el hombre se muestre potente; luego, generalmente hay una toma de posición frente a la mujer que la desvaloriza; pero también, en los últimos años, aparece la posibilidad de vanagloriarse de haber hecho gozar a tal mujer tantas veces, etc.... y de ser un «tío matador» según los nuevos criterios de la sexología.

Cuando el muchacho encuentra por primera vez a una muchacha por la que siente una fuerte emoción, las ideas inculcadas interfieren constantemente los sentimientos que experimenta.

Si en su familia no ha existido una relación equilibrada entre su padre y su madre, no tiene ninguna base para comprender la solicitud de la mujer y para saber dónde situarse él mismo.

Esta actitud de denigración e irrisión frente a la sexualidad no existe en el mundo femenino de la muchacha, pero por el contrario, a causa del rechazo a hablar de ello en su medio y a la prohibición impuesta al tema, la muchacha está más desvalida para intentar encontrar su propio placer.

Evidentemente, las nuevas relaciones íntimas que se imponen a las parejas han desbloqueado actualmente la prohibición sobre la sexualidad y, por ese hecho, han vuelto inútiles las bromas malsanas.

Se ve, todavía ahí, muy claramente que cuando lo masculino y lo femenino están separados, los defectos y los excesos de cada uno de los polos se acentúan terriblemente: la mujer y el hombre no hablaban de esos temas juntos; eso llevaba a un bloqueo total de la mujer y, en contrapartida, a un desenfreno grosero del hombre mediante todo tipo de bromas.

Desde que la pareja se siente libre para hablar de sexualidad y desde que el hombre y la mujer buscan positivamente su propio placer al tiempo que el placer del otro (es decir, el equilibrio de la pareja) los arquetipos de mosquita muerta y de supermacho tienden a desaparecer.

Cuando el muchacho vive sus primeras experiencias se encuentra de pronto frente a una muchacha que tiene necesidades y que, por fortuna, en la actualidad las expresa.

Si creía en las bromas, el asunto del placer fácil y la rápida toma de posesión son puestos en entredicho, a la vez por sus propios sentimientos que lo perturban y por la solicitud y la respuesta de su pareja; por si fuera poco, también por las llamadas de atención de los manuales sobre la necesidad de satisfacer a la mujer.

Se ve pues claramente que las informaciones sobre la manera de hacer el amor son ciertamente importantes, aunque el conocimiento de la psicología de las relaciones de pareja y sobre las posibilidades de desarrollo y de armonización en la relación afectiva sería aún más necesario.

Hay muchas posibilidades de que el muchacho se espante en ese momento, pues, ya sea debido a las ironías de café o a los consejos de Supermán que trae el manual, rara vez su propia experiencia seguirá uno de esos dos modelos típicos.

Y si no es un Supermán, tiene por fuerza que ser un tarado, etc. Si no puede jactarse desconsideradamente como sus compañeros, entonces corre el riesgo de sentirse fuertemente culpable.

Ahora bien, esas primeras experiencias van a marcar el comportamiento sexual del muchacho. Necesitará mucho tiempo para tomar una distancia respecto de la manera en que se despertó su sexualidad, para no detenerse en ella, al haber reconocido que buscaba desarrollar otro tipo de relación y que era libre para desarrollarse y evolucionar.

Es evidente que el aprendizaje de una sexualidad más amplia y más matizada se hace progresivamente a través de relaciones con mujeres, y que se continúa mientras las múltiples aperturas psicológicas refinan la relación afectiva.

Es pues interesante saber cómo se despertó nuestra sexualidad y por qué se produjo algún bloqueo, aunque sobre todo es necesario desarrollar una actitud distanciada respecto de ese principio, al ser consciente de que el ser humano no deja de evolucionar y de buscar una mayor realización.

Si el hombre supiera hasta qué punto, para la mujer y más aún para la muchacha, la relación amorosa —y el desbordamiento afectivo que entraña— es más importante que el acto sexual propiamente dicho, entonces no podría desarrollar un miedo al fracaso en ese preciso momento. Todo el secreto de una relación armoniosa, consiste precisamente en abrirse al otro e intercambiar ideas, y no ponerse en una actitud encerrada en sí mismo, frente a *su* fracaso y a *su* autosatisfacción personal, como si todo lo que debe suceder fuese únicamente causado por el hombre.

Cuando, por ejemplo, ha habido ganas, compartidas o no, de hacer el amor y eso no ha sucedido, la mujer no deduce inmediatamente de ello un «fracaso» del hombre; incluso si se traduce en una falta de erección, la visión más global de la mujer le hace darse cuenta *en principio* de la falta de un deseo lo suficientemente vivo entre ellos, o del problema afectivo pasajero que ha creado esa situación. A menos que eso se repita demasiado a menudo, su primera reacción *no es* hacer responsable al hombre, ni por lo demás a ella misma, sino más bien relacionar esto con alguna situación que pasó anteriormente en la pareja.

Es indudable que la gran mayoría de los problemas de erección y de eyaculación del hombre se deben a causas de orden afectivo.

El hombre que tiene problemas reiterados de este tipo, está generalmente distante frente a la mujer; no se entrega fácilmente y tiene tendencia a separarse de ella. Se culpabiliza de no satisfacer a la mujer y eso se traduce a menudo en ganas de culpabilizar al otro, de ejercer un poder sobre ella o en repentinas iras.

El remedio milagroso para todos esos problemas, cuya causa está sobre todo en la relación afectiva, es desarrollar la amistad y la confianza en la pareja y, además, hacer don de sí mismo, ser generoso.

Por eso es por lo que es importante hablar sencillamente de ello y buscar la complicidad y la ayuda de la mujer. Si se piensa en el placer del otro y también en crear una relación afectiva satisfactoria para la mujer, ésta, en lugar de bloquearse o de sentirse frustrada, tendrá un comportamiento de no-demanda y su equilibrio afectivo le permitirá poner toda su confianza en ti, para ayudarte a superar un bloqueo pasajero.

Los problemas de erección y eyaculación, que son muy esporádicos, pueden estar determinados por numerosos factores.

— En general, el hombre o la mujer experimentan unas repentinas ganas de hacer el amor, pero estas ganas son superficiales. Han podido ser provocadas por el alcohol, por una visión erótica, por el hecho de no haber hecho el amor desde hace mucho tiempo o por cualquier otra situación excitante.

Ahora bien, estas ganas no son lo bastante profundas y cesan por múltiples razones que van desde la aparición de un elemento chocante hasta la no-respuesta de la mujer, o sencillamente a causa de que el hombre no experienta una atracción lo bastante grande hacia la mujer en ese momento.

— Otro factor bastante usual es que el hombre, al no experimentar un deseo preciso en ese momento, se esfuerza no obstante para intentar dar placer a la mujer que se lo solicita.

Intenta acrecentar sus ganas mentalmente, o bien las caricias de la mujer no provocan más que una excitación muy superficial en él y, de este modo, su sensualidad profunda no responde.

Todos esos pequeños accidentes, lo hemos dicho ya, son detalles insignificantes en una relación duradera. Generalmente, si la mujer no se extraña de ello y si el hombre no se instala en su orgullo de macho, no hay ninguna razón para alarmarse.

Deificación y desvalorización de la mujer

En nuestra sociedad, la vida íntima está tan reducida al padre y a la madre, a los hermanos y a las hermanas, que los esquemas de relación de nuestros padres determinan aún más firmemente la idea que uno se hace de una pareja.

Es difícil poder desvincularse de esas impresiones y realizar una compenetración afectiva si los padres no la han vivido ellos mismos. Digamos que alguien que ha visto a sus padres entenderse armoniosamente durante toda su infancia sabe evidentemente que ese amor puede existir y buscará vivirlo él mismo cueste lo que costase.

Por el contrario, un niño que ha tenido una infancia espantosa, puede buscar una vida muy distinta de sus frustraciones infantiles, por lo que también buscará una dicha serena.

Pero en la mayoría de los casos, trátese de una relación serena o infernal, pero duradera, el niño ya adulto tendrá problemas para controlar su afectividad.

Cuando el muchacho ha tenido un vínculo muy fuerte con su madre, tiene tendencia a idealizar a *LA* mujer. Sin embargo, esta idealización entra en contradicción con la realidad de *la* mujer que está frente a él. El hombre quisiera entonces que su compañera se pareciera al retrato idealizado que le obsesiona... desgraciadamente este caso es raro y el hombre se siente entonces frustrado. No quiere ver realmente a la persona con la cual vive, sino que intenta vivir a través de su ideal. Cuando existe demasiada diferencia, su imagen idealizada se invierte, y aplica esta imagen invertida a su compañera que entonces es, a sus ojos, menos que nada, puesto que no se corresponde con lo que esperaba. Se ha llamado a este problema «el complejo de la Santa y la Puta». De hecho, si el hombre valora demasiado a su madre, desvaloriza otro tanto a su mujer. Este hombre va pues de un extremo al otro, sin poder adaptarse a la vida hecha de cambios y de variaciones, de cualidades y de defectos.

En menor grado, toda admiración excesiva por la mujer, a nivel mental, va a acarrear movimientos de temor y de rechazo en el hombre.

Es necesario comprender que nuestro psiquismo, como nuestro cuerpo, es doble. Está fundado sobre polaridades y todos nuestros sentimientos tienen una naturaleza dual. Los niveles que superan la dualidad se sitúan más allá de lo afectivo, en el amor abierto a los demás y en la comprensión espiritual del mundo.

Pero nuestros sentimientos son duales, y hay que reconocerlo para poder dominar esa dualidad y encontrar cierto equilibrio. De este modo, si en un momento dado nos abandonamos a un exceso determinado, la situación se invertirá y el exceso contrario predominará.

La contrapartida de una excesiva admiración, es

siempre, en un momento dado, la frustración. En efecto, cuando admiramos a una persona, en lugar de crear una intimidad, creamos una distancia entre ella y nosotros y, además, si la colocamos en alto, es evidente que por rebote nos colocamos nosotros mismos abajo. Ahora bien, el ser está obligado a rebelarse de vez en cuando de ese lugar inferior en el que él mismo se ha colocado sin darse cuenta. En ese momento, ese ser se vuelve agresivamente contra la persona que admiraba ya que se siente desvalorizado a partir de que esa persona ya no corresponde con la imagen que admiraba.

En nuestras relaciones sociales, no hay suficiente vida en común para que la agresividad pueda estallar francamente. Pero cuando se trata de una relación de pareja, esta frustración se expresa mediante reivindicaciones e ira.

Parece pues imposible vivir una relación armónica si cada uno no se coloca en el mismo nivel del otro, si no se sienten valorizados juntos por la relación.

Sean cuales fueran las cualidades de la persona amada, tienes que sentirte integrado tú mismo en esas cualidades del otro y en las tuyas propias; es como si se creara un ser único e indiferenciado que posee todas las facetas psíquicas de dos personas.

Si te sientes en comunión armónica con tu amiga, entonces ya no tienes necesidad de valorizarla y luego desvalorizarla. De este modo, no aumentarás las diferencias que son propias de la vida.

Estar en armonía no significa sin embargo perder la personalidad. Al contrario, se puede observar una relación armónica en la que los dos compañeros se sienten cada uno perfectamente ellos mismos; ninguno está desplazado por el otro, ninguno tiene la impresión de estar perjudicado en su propio ser por el otro. Los dos espacios no se niegan entre sí.

Así pues, lo que es esencial, para vivir una relación

armónica, es colocarse exactamente al mismo nivel que la persona que se ama, sin creerse superior ni sobrevalorar al otro.

Es fundamental sentirse *como* el otro, en comunión con el otro. Es muy perturbador, pues, para la relación, analizar siempre las diferencias entre ambos o intentar comprenderse mediante antinomias o comparaciones.

Si se intenta saber quién se es con relación al otro, en función de diferencias, entonces no se hace más que aumentar esas diferencias y agravar la distancia que les separa. Se pone de este modo rápidamente en peligro el fundamento de la armonía.

Así pues, hay que evitar concebir la vida y la relación de pareja de una manera competitiva: lo que ella es, lo que soy yo, su temperamento, el mío, su trabajo, el mío, etc...., y sobre todo en la relación sexual: quién domina y quién padece, quién solicita y quién rechaza, quién tiene razón y quién está equivocado, etc...

Todas esas maneras de ver las cosas en antinomias van a alejarnos todavía más de la persona que se ama.

Entonces se corre el peligro de fijar unos papeles y unos comportamientos típicos, porque se ha decidido ver las cosas de esta manera, cuando quizá se habrían resuelto por ellos mismos.

Si uno se comprende por oposición al otro, se crea de nuevo una separación entre el hombre y la mujer que no permite el intercambio rico ni la fusión; se regresa a los esquemas típicos de lo masculino y de lo femenino, cada uno excesivo en su propia polaridad.

El tira y afloja en el amor

También hay un punto que es interesante esclarecer: en toda nueva relación vamos a perder una personalidad antigua y a desarrollar otra personalidad. El ser humano es extremadamente variable y adaptable. Que alguien cambie de trabajo y ya no será el mismo ser. Que esta persona cambie de situación, se vuelve rica o vaya a vivir a otro lugar, ya no tendrá el mismo comportamiento. Con seguridad, el ser profundo apenas cambia, pero los comportamientos, los deseos, el modo de vivir (es decir, nuestra personalidad) están muy sujetos a cambios.

Las condiciones de la vida actual, que nos fuerzan sin parar a adaptarnos a nuevas situaciones y que nos impiden afianzarnos, llevan a una mayor disponibilidad de nuestra personalidad. Somos capaces de adaptarnos mucho más de prisa para comprender a cada vez más personas, de integrarnos en numerosos medios.

A pesar de todo, ciertos hombres se espantan por completo cuando están muy enamorados, porque tienen la impresión de perderse a sí mismos. Atribuyen su propio cambio a la persona que aman y tienen miedo de perder su personalidad.

En efecto, cuando nos enamoramos, ya somos distintos; es decir, hemos cambiado nuestro estado mental; estamos despiertos y no adormilados, dinámicos y creativos y ya no en la rutina habitual.

El profundo conflicto del encuentro con otro ser también provoca, con seguridad múltiples cambios en nosotros. Pero es imposible perderse en el amor. Verdaderamente uno no puede perderse, de hecho, más que cuando la vida se torna sin brillo y espantosa, cuando ya no amamos al otro y así pues ya no nos amamos a nosotros mismos. Ya no amamos nuestra vida y aquello en lo que nos hemos convertido; en ese momento, sí, se puede decir, nos hemos perdido a nosotros mismos.

Pero cuando uno ya no se reconoce porque todo es

bello, todo es demasiado fácil, porque somos entusiastas y tenemos mil ideas para compartir o mil cosas para vivir, entonces no es nuestro ser profundo lo que perdemos —al contrario, por fin lo vivimos— sino que nuestra pequeña personalidad egoísta de todos los días es la que ha estallado.

Ahora bien, hay muchos hombres que sintiéndose zozobrar en el amor tienen un movimiento de miedo y retroceso: se niegan a abandonarse. Inconscientemente saben que si se abandonan, grandes cambios van a operarse en ellos; que todo se va a trastornar y prefieren retirarse, o no se atreven a introducirse por completo en la relación.

En efecto, si se quiere establecer una relación armónica, hasta que uno no ha olvidado su personalidad anterior no se puede renacer en el amor. Es necesario dejarse arrastrar por la corriente y saber zambullirse, para encontrar después de esta impresión con el ser amado una nueva personalidad más rica. Mientras uno conserva su energía intentando no «zozobrar», no se hace más que aplazar la transformación.

Esto sucede al principio de toda relación privilegiada y rica en sentimientos. Ahora bien, si no interviene este tira y afloja, la relación no será completa y siempre habrá frustraciones, avances y retrocesos, ansias y temores.

Si se tira y afloja para poder sumergirse un momento en la total comunión, entonces todo lo que está de más en nosotros habrá desaparecido, y lo esencial de nosotros mismos no sólo estará siempre presente sino totalmente revivificado.

Los problemas de la mujer

Es extremadamente difícil para un hombre saber si una mujer que se rehúsa va a cambiar de opinión o no; y aún más complicado: si una mujer responde a tus avances, ¡también puede cambiar de opinión!

En efecto, el problema de la mujer en ese nivel es que no puede vivir su cuerpo separadamente de su mente.

Para algunas lo mental perpetúa la «razón» de los padres, lo que les lleva a vetar cualquier «ligereza», sobre todo al principio de una relación. Esas mujeres tienan problemas para atender a su intuición y comportarse espontáneamente con el hombre que encuentran.

Para otras mujeres, más liberadas, el cuerpo siente necesidad de la relación, pero la mente quiere tener la certeza de que ese hombre le conviene.

Otras aún tienen necesidad de dejar crecer su amor y apreciar la relación afectiva, antes de que el deseo físico se despierte.

Algunas, por fin, sienten inmediatamente si va a pasar algo o no, y a qué profundidad va a establecerse la relación, antes de que se despierte el deseo físico. Están más a gusto y son más directas, puesto que su cuerpo y su mente parecen reaccionar al unísono.

Si intentas desarrollar tu intuición poniéndote espontáneamente en armonía (y sin demandar) con las mujeres que encuentras, pronto llegarás a distinguir si la mujer responde cerebralmente o amistosamente o si responde con su cuerpo.

Pero puede que la mujer aún no tenga conciencia de que su cuerpo desea la relación, aunque esté simplemente atraída por ti. Entonces no hay que avanzar muy de prisa, ya que eso podría contrariarla y provocar su rechazo, sino esperar siempre signos indudables de su deseo, cuando ella misma empiece a expresarlos conscientemente.

La mujer, y sobre todo la muchacha poco segura de sí misma, tiene tendencia a ser melindrosa y le gusta negarse, contando con que insistirás. Algunos hombres aprecian mucho este juego, que consideran muy femenino y que acentúa su deseo.

Respecto de esto: si te encuentras con una Capricornio o con una Leo e insistes, después que te ha hecho notar que será inútil, puede que no consiga entenderlo ya que raramente cambia de parecer!

La mujer, en general, tiene pues necesidad de una certeza afectiva antes de aceptar una relación física. Todo depende entonces de su rapidez en experimentar esa certeza: hasta la intuitiva más espontánea tiene necesidad de señales de amor repetidas.

Sin embargo, actualmente, también existe un deseo en las mujeres, de querer expresar libremente su sexualidad y de vivir algunas experiencias puntuales, sin implicarse emocionalmente en una relación duradera.

Si no se convierte en un modo de vida, estas experiencias son interesantes para la mujer o la muchacha, en un principio porque les dejan expresar su espontaneidad sin trabas morales, aunque también porque la mujer, al dedicarse profundamente a su relación de pareja, tiene en los amores fugaces una oportunidad de conocer mejor su propia sexualidad, muy diferente de la sexualidad que puede tener en una relación amorosa estable.

Eso también le permite sin duda tomar el control de sí misma y de su propia vida, antes de arriesgarse a ser atrapada por un hombre que le impondrá su autoridad.

Este hecho se expresa muy claramente cuando una mujer ha pasado unos años con un hombre que la ha mantenido en un papel definido: si la mujer retoma el control de su vida, generalmente pasa (incluso a los cuarenta años) una fase de liberación de este tipo, yendo de un hombre a otro y guardándose bien de vincularse a uno de ellos; es decir, de permitirle a alguno el tomar el control de su vida.

Luego, cuando se ha tranquilizado y ha tomado en sus manos su propia vida, entonces puede encontrar otro tipo de hombre, que no busque dominar a la mujer y vivir por fin una relación armónica.

Si la mujer no pasa por esta fase, es muy probable que encuentre una relación idéntica a la primera, sin haber tenido la suerte de aprender a dirigir su propia vida.

XII. LA ARMONIZACIÓN DE LA PAREJA

El trabajo remunerado de la mujer

Muchas necesidades nuevas han sido engendradas por la moda de la vida actual de la mujer.

En nuestra sociedad occidental, la mayoría de las mujeres trabajan y ese hecho es primordial por varias razones.

Por de pronto, al haberse reducido la familia al mínimo (es decir: padres e hijos), la mujer que se queda en casa sufre de falta de contacto humano y ese problema es grave para ella. Si tiene tendencia a ser depresiva, su círculo de amigos se empobrecerá, lo que aún ampliará el problema.

Actualmente, también observamos que la mujer se nutre mucho más de su propia personalidad que de la de su marido y de sus hijos. Trata de realizarse, es creativa y actúa para informarse, cultivarse y, también, persigue las metas que se ha fijado.

Actualmente, las mujeres de treinta años representan la primera generación de la apertura de los estudios a las chicas.

Dentro de una década, no existirán más que diferenciaciones mínimas entre los dos sexos en el plano laboral y cultural.

Pero sería falso pensar que sólo los jóvenes han sido afectados por esta nueva manera de pensar. Por contra, es una explosión intelectual que ha alcanzado simultáneamente a todas las edades.

De hecho, es interesante notar que en las organizaciones culturales, ya sea en los ciclos de conferencias, debates, actividades artísticas o de desarrollo personal, o simplemente en las suscripciones a revistas, las mujeres no sólo se hallan sistemáticamente en mayor número, sino que el número de mujeres de la tercera edad es todavía una amplia mayoría.

En Canadá, donde a causa del alto nivel de vida las mujeres de cuarenta años o más rara vez tienen necesidad de trabajar, manifiestan una intensa actividad cultural inclinada a lo social, creando grupos, animando asociaciones, ocupándose de revistas, de congresos o de promociones artísticas.

Si, en un primer nivel, el trabajo de la mujer es necesario para las motivaciones económicas en la pareja, en un nivel más profundo, lo que anima a la mujer son las motivaciones personales de desarrollo, descubrimiento, sed intelectual y ampliación del círculo de relaciones.

El hombre y la mujer jóvenes buscan un modo de vida que permita su desenvolvimiento y rechazan cada vez más sufrir un trabajo que degenere al individuo. Si no pueden hacerlo de otro modo, manifiestan no obstante una gran actividad paralela.

De este modo, las motivaciones de las mujeres son similares a las de los hombres, y todas reflejan las nuevas necesidades de los individuos en el principio de la era de Acuario: creatividad, relaciones de grupo y desarrollo personal.

El hecho de que las mujeres se expresen, actúen, creen, organicen, es ciertamente uno de los factores más importantes de la Nueva Era. En efecto, un cambio radical en la organización social, en las leyes y en el conocimiento está obligado a operarse si los dos principios, masculino y femenino, se armonizan y son respetados en su forma activa en todos los niveles de la sociedad.

La sociedad que abandonamos ha reflejado esencialmente el extremo masculino ya sea en sus leyes o en el modo de vida guerrera y competitiva.

Ahora bien, estimulado por la actividad y la creatividad de la mujer, el hombre puede también desarrollar su lado femenino en lugar de rechazarlo como antes. Igualmente, a causa de la expresión de la intuición y de la dulzura del hombre, la mujer puede expresar su lado masculino totalmente bloqueado anteriormente por las leyes sociales.

Es pues importante que el hombre comprenda la postura contenida en la expresión activa y creativa de la mujer.

Para poder elevarse, es necesario elevar al otro; es decir, permitirle crecer. Y si se quiere ser libre, es necesario en principio liberar al otro. Todo cambia en la pareja: aquel que está frustrado va a frustrar al otro, pero también la creatividad de uno va a enriquecer al otro.

Parece que la gran innovación de la Era dc Acuario es el estallido de la relación dominante/dominado que ha sido la ley general, de la familia a las naciones, pasando por todos los escalones sociales.

Todos los esquemas de autoridad, de jerarquía, de

toma de poder, hacen explosión. Ya no se permite que las diferencias de situación social, de riqueza financiera o de dones personales puedan generar una toma de poder, sino que se las concibe como el lugar de cada uno, distinto del de otro, creando una diversidad creativa donde cada ser, a su propia manera, puede aportar su original cooperación a la obra común.

Se puede decir que estamos en vías de aprender a evitar las relaciones de fuerza con el fin de crear relaciones armónicas que preserven las personalidades y la originalidad de los individuos, ya que sólo ellas pueden generar la creación y la actividad dinámica.

Es normal que ese cambio ocurra en primer lugar en el interior de la pareja y se inscriba a continuación en todos los escalones sociales.

No se trata pues de tender a uniformar los psiquismos del hombre y de la mujer, sino, al contrario, de desarrollar todas sus cualidades respectivas y sus potencialidades originales, para que la pareja pueda vivir una interacción creativa en todos los planos de su relación: sea cual fuere el nivel sexual, psicológico, intelectual o incluso social.

La armonización en la casa

Las mujeres que se quedan en casa, ocupándose de sus hijos, se han convertido ahora en una minoría, e, incluso a ese nivel, hemos visto que su vida ha cambiado por completo ya que se informan, siguen cursos y tienen múltiples actividades en el exterior.

En la mayoría de los casos, la mujer tiene las mismas horas de trabajo que el hombre o incluso más en algunas profesiones liberales. Y, sin embargo, no es extraño que cuando la pareja regresa a la casa, después de ocho horas de trabajo de cada uno, el hombre se siente tranquilamente delante del televisor mientras la mujer va a hacer las compras, prepara la comida, se ocupa de los hijos y hace una colada.

Esta realidad injustificable y grotesca proviene de que el hombre ha sido incapaz de evolucionar en su psiquismo; o peor, de que se aprovecha de una situación de facto.

En las parejas jóvenes, la mujer espera del hombre que ayude y generalmente está obligada a enseñarle todo respecto a la casa, asumiendo las tensiones y los problemas creados, para obtener ese simple hecho de que el hombre esté en situación de vivir de manera autómata, lo que las generaciones anteriores no habían creído necesario que ocurriese.

La mujer está entonces tironeada sin parar entre el deseo de pedir que la ayuden y las ganas de pasar una velada tranquila sin tensión superflua. Si a menudo escoge la calma, entonces las frustraciones acumuladas van a estallar en un momento u otro, bajo formas muy agresivas.

La inercia y la reticencia de los latinos a adaptarse a esta nueva situación es notable. El hombre no llega a concebir por sí mismo lo que hay que hacer en la casa, y es necesario pedírselo con insistencia.

Esos problemas están resueltos desde hace años en los países germánicos, sajones y nórdicos, así como en EE.UU.; en Francia o en España, en cambio, siguen siendo la mayor causa de tensiones y peleas en las parejas jóvenes.

Sin embargo, también existen parejas en las que la mujer, que no estuvo acostumbrada jamás a ayudar a sus padres, no sabe hacer nada en la casa y deja al hombre, más dinámico, encargarse de todo, desde la vajilla hasta el baño del bebé.

Hay que darse cuenta de que las costumbres adquiridas en la infancia, así como las ideas suministradas por los padres sobre esos temas, son la causa de todas las inadaptaciones en una pareja adulta.

Estos problemas se regulan tan lentamente, a menudo en varios años, y a tal precio, que la relación de pareja se perturba mucho por ello, cuando no se rompe por completo.

Quizás esta inercia proviene de una dificultad de plantear los problemas de una manera global, ya que, si se considera su significado en un esquema del conjunto de la sociedad, se puede entonces resolverlos eficazmente y de la manera más rápida.

Las mujeres que han vivido una primera pareja con este tipo de problemas y luego han tenido la experiencia de una pareja armónica, en la que hombre y mujer se dividen los trabajos de la casa tanto como el trabajo remunerado, son muy felices en ese nuevo modo de vida. Dicen que es extraordinario vivir con un hombre que ayuda a la mujer sin pedírselo, porque la pareja ya no tiene que preocuparse sin parar de los pequeños problemas mezquinos; entonces todo parece fluir sin esfuerzo, en una comprensión compartida y en una comunión profunda.

Armonización en las relaciones sociales

Hay actualmente tantos problemas en las parejas que causa asombro encontrar una pareja armónica que se ame profundamente después de varios años de vida en común.

Semejante pareja generalmente ejerce a su alrededor una profunda influencia ya que, por su simple presencia, atestigua la posibilidad de vivir una relación tan perfecta.

Las personas buscan la amistad de una pareja armoniosa porque se desprende de ella tal fuerza y tal dulzura que inspira el respeto y la fascinación.

Cuando el hombre y la mujer se apoyan y se ayudan el uno al otro en sus relaciones con el exterior, se crea entre ambos una connivencia que es muy importante para la armonía de su íntima relación. Es como si se fundieran para afrontar los problemas de la vida, y en efecto los superan con relativa facilidad.

Por el contrario, si uno y otro se envidian o se desolidarizan cuando están frente a otras personas, eso creará tensiones que se desplazarán hasta la relación íntima y acabando por estropear sus relaciones.

Sin embargo, existen parejas que tienen una relación íntima muy armoniosa y que, en sociedad, no consiguen preservar su complicidad y «formar un bloque»: el contacto con otras personas estorba su intimidad; cuando discuten con ellas, la unión entre ambos ya no se produce normalmente. A pesar de este hecho, su influencia sigue siendo muy grande sobre su entorno, ya que esta armonía profunda siempre se transmite a los demás.

Es como si formasen una especie de burbuja cuando están solos, y que esta burbuja no pudiera dilatarse para englobar a los demás sin romperse. Es una lástima, porque se privan de este modo de una mayor fuerza y reducen otro tanto su margen de influencia.

Este hecho quizá se deba a un malestar para con lo social; incluso si no se pueden hablar propiamente de timidez en las relaciones exteriorizadas, puede existir una tensión frente a lo social (que por lo general procede de una idea que se tiene de su propio *status*, aun cuando sea creada por un excesivo deseo de subir más alto en la jerarquía social).

En general, una pareja es armoniosa (y no competitiva) cuando uno y otro viven y experimentan las dos facetas masculina y femenina de su personalidad. Ahora bien, esta capacidad de armonía con el otro sexo, por identificación íntima con el principio que representa el otro en la pareja, se extiende a todas las relaciones sociales.

El hombre y la mujer que viven armoniosamente su doble psiquismo, en el interior de sí mismos, ya no tienen problemas ni con su propio sexo ni con el opuesto. Infunden confianza a los demás ya que no hay nada «bloqueado» en ellos; no tienen necesidad de rechazar nada en los demás puesto que eso no les molesta en ellos mismos. Como son muy completos, pueden comprender múltiples matices psicológicos, y una faceta de su personalidad siempre puede responder a los muy diversos temperamentos que estamos acostumbrados a encontrar en la sociedad.

Esos seres siempre son buscados en sociedad ya que su armonía íntima o de pareja es comunicativa; por esta razón los demás se sienten bien en su presencia.

XIII. EL SECRETO DE LA PROYECCIÓN MENTAL Y EL YOGA SEXUAL

El secreto de la proyección mental

La utilización de la imaginación

El gran arte de hacer el amor consiste en dar a todo gesto necesario una fuente de placer sutil. No hay pues nada superfluo en el amor, son sólo maneras infinitamente variadas de provocar sensaciones. Ahora bien, esta sutileza en el gesto puede convertirse, para aquel que lo hace, en una manera de aumentar su propio placer. Sería falso pensar que ciertos hombres tienen un temperamento que les permite a ellos mismos experimentar más sensaciones al dar placer a la mujer, y que otros por el contrario buscan simplemente recibirlo.

Muy lejos de ser una simple cuestión de temperamento, me parece más bien que se trata de una capacidad de armonización con la compañera.

Es posible desarrollar esta facultad: basta con imaginar las sensaciones que se proporcionan a la mujer, es decir visualizarlas con tanta precisión que se llegue a experimentarlas uno mismo. Si intentas este método no tendrás ningún problema para satisfacer a tu compañera, ya que alcanzarás rápidamente tal grado de finura en tus caricias, que jamás habrá encontrado antes un amante semejante.

Además esta técnica, que tiene por meta imaginar el efecto de la sensación que quieres provocar en tu compañera, va a colocarte en un estado de atención permanente en lo que haces y en la respuesta del otro, y aprenderás rápidamente las sutilezas que la complacen muy especialmente.

Un tercer efecto apreciable de este método es el de desarrollar tu comprensión de la sensibilidad femenina, ya que mientras imaginas experimentar la caricia, a un tiempo estás a la escucha de la respuesta de la mujer.

Las sensaciones que te imaginas y las sensaciones que la otra experimenta al mismo tiempo van pues poco a poco a acercarse e incluso a permutarse. De este modo se desplegará en ti una sensibilidad que roza la telepatía, y podrás, después de un cierto tiempo de práctica, conseguir infinitas variaciones en tus caricias, que tendrán efectos de una amplitud tal como jamás habrías podido suponer.

Recuerda que no son los grandes gestos los que provocan grandes sensaciones; a veces las pequeñas variantes son las que tienen mayor efecto... ¡Siempre que esas variaciones estén acompañadas de una gran intensidad de concentración!

Para que una ligera caricia haga nacer una fuerte excitación, es preciso que estés inmerso en la sensación que intentas transmitir.

Al practicar esto, después de un cierto tiempo te darás cuenta de que tu pensamiento tiene tanta importancia, sino más, que la caricia en sí misma; ahora bien:

la mujer va a reaccionar espontáneamente a tu pensamiento, es decir a las imágenes que cruzan por tu cabeza. Si estas imágenes eróticas son muy rudas o muy groseras —incluso aunque tu gesto sea suave— la mujer experimentará menos placer. Si tus imágenes son sutiles, su placer se verá duplicado.

Por lo demás puedes hacer una prueba muy simple: cuando tu compañera esté muy excitada, durante las caricias preliminales, detén todo gesto dejando tu mano en el punto en el que busques hacer nacer una sensación, y continúa únicamente enviando mentalmente imágenes eróticas que puedan estimularla.

Entonces verás que su placer sigue incrementándose. Sin embargo, es necesario, cuando piensas en imágenes o en sensaciones eróticas, que las escojas en función del psiquismo femenino, es decir, que no pienses que te exciten sólo a ti, sino en imágenes susceptibles de excitar también a una mujer. Si piensas por ejemplo en una fantasía con sostenes y escotes, la mujer no responderá. Pero si imaginas mentalmente una sutil caricia de su pecho, ella puede experimentar la sensación.

Las pulsiones internas del falo

También podrás darte cuenta de la fuerza que puede tener una imagen mental si logras que tu compañera llegue al orgasmo mientras ambos permanecéis absolutamente inmóviles. Para practicar esto, escoge un momento durante el acto en el que la excitación de ambos sea muy grande. Detén tus movimientos de la pelvis y los de la mujer, bloqueando sus caderas, luego practica únicamente las pulsiones internas de tu falo.

Normalmente, esas pulsiones son tan excitantes para la mujer como los movimientos pelvianos (contracciones internas de la vagina) para el hombre, pero no son lo bastante amplios como para provocar un orgasmo. Ahora bien, si unes esos únicos movimientos de tu falo con las imágenes que tienen por blanco conseguir sensaciones en la vagina de la mujer, eso puede provocar rápidamente el orgasmo; si la mujer responde practicando movimientos pelvianos, o si tus impulsos mentales son fuertes, es posible que ambos tengáis un orgasmo extraordinario.

El envío de las imágenes mentales

Si intentas practicar el arte de enviar imágenes mentales, verás que incluso con una mujer con la que estás por primera vez, o aun sin hablar de ello con tu compañera, ella empezará espontáneamente a ponerse en un estado de hiper-receptividad en el que comenzará inclusive a enviar imágenes mentales. Esto ocurre porque la mujer es más receptiva e intuitiva y reacciona naturalmente al estado espiritual o mental de su compañero.

En cambio, será más largo para una mujer enseñar esta técnica al hombre, incluso practicándola.

Cuando envíes imágenes mentales, cuanto más precisas sean y más te concentres en un punto localizado del cuerpo de la mujer, más poderosos serán sus efectos.

Es decir, no basta con pensar en imágenes eróticas (aunque eso tenga ya un efecto excitante para la mujer): es preciso luego «enviarlas» a un punto preciso.

Podemos descomponer esta práctica, para volverla más clara y más fácil de experimentar, del siguiente modo:

1. Piensa en una sensación que quieras provocar.
2. Visualiza el punto preciso del cuerpo de la mujer que recibirá esa sensación.

3. Acompaña tu imagen mental con una caricia apropiada pero muy ligera o muy lenta en el punto preciso.

4. Mientras haces esta caricia muy lentamente, enviando la sensación, tantea la respuesta de la mujer para saber si experimenta la caricia de ese modo.

5. Por la respuesta de la mujer, tú «sentirás» la sensación experimentada, e intentarás copiarla mentalmente ampliándola; es decir, intentarás hacer nacer la misma sensación pero más intensa, mientras el gesto permanece igualmente suave. Entonces empezarás de nuevo las mismas operaciones con una imagen más refinada, más próxima al psiquismo femenino y más precisa.

Poco a poco, conseguirás un extremo grado de finura en las sensaciones que proporcionarás a las mujeres, y ellas podrán decirte con certeza que jamás han hecho el amor de esta manera y que jamás anteriormente habían experimentado tanto placer.

A un tiempo, tu conocimiento del psiquismo femenino se hará tan grande que podrás prácticamente prever sus reacciones, incluso en la vida social, y sabrás exactamente cómo comportarte y cómo unirte a ellas para convertirlas en excelentes amigas, sea cual fuera el tipo de relación (social o íntima) que tengas con ellas.

El yoga sexual

En Oriente, ya sea en la India, en el Tibet, en China o Japón, el arte de hacer el amor siempre ha estado unido a técnicas de yoga que tenían una doble meta: aumentar la salud del cuerpo y permitir a la vez la obtención de elevados estados de conciencia.

La sabiduría oriental establece la existencia de una energía psíquica en el hombre (el Ki o Chi), que irriga el cuerpo entero por canales precisos que en acupuntura reciben el nombre de meridianos.

El sistema de meridianos puede ser comparado al sistema nervioso, pero no existe en la materia física del cuerpo; por ello no hemos podido detectarlo con las técnicas científicas de nuestra medicina.

Sin embargo, una técnica de trazado radiactivo acaba de ponerse a punto en Francia y permite fotografiar, parcialmente por ahora, los trazados de los meridianos.

Así como en el sistema nervioso, en el circuito energético también existen plexos; es decir, puntos en los que se concentra una intensidad mayor de energía (en el trazado de los meridianos son los puntos de acupuntura).

El canal energético más importante se sitúa a lo largo de la columna vertebral, desde el cóccix hasta las vértebras cervicales, pero su irradiación continúa más allá de la columna, hasta un punto situado en lo alto del cráneo.

Los centros de fuerza más importantes del cuerpo están situados a lo largo de ese canal: son los *chakras* hindúes o centros psíquicos que tienen un efecto en los estados de conciencia y en el despertar de las facultades paranormales. El yoga hindú enumera siete chakras, cada uno de los cuales tiene su cualidad física particular:

— Los tres inferiores (cóccix, *hara* o centro sexual, plexo solar) se relacionan con la vitalidad y el equilibrio del cuerpo; el hara (que es el segundo) es el chakra más desarrollado por la práctica de las artes marciales. Su plena estimulación confiere al hombre ciertos poderes de control mental, no sólo de su propio cuerpo sino de la materia en general. Hay relatos literarios muy significativos sobre los maestros de las artes marciales. Por ejemplo, los cinco hombres que *no pueden* levantar el cuerpo del maestro creador del Aïkido, Uyeshiba, cuando está «centrado» en su hara.

El chakra intermedio (el cuarto) es el del corazón, que se encuentra en el centro del tórax, poco más o menos a tres centímetros por encima del plexo solar (que es el tercer chakra). El centro del corazón crea, cuando está despierto, la armonización entre las energías psíquicas (la vitalidad) y las energías mentales; alguien que sea capaz de vivir un amor no egoísta (no una pasión) y que se da generosamente a todo su entorno, generalmente tiene estimulado el chakra del corazón.

— Los tres centros superiores: el cuello, la frente o tercer ojo y la cumbre del cráneo corresponden a los estados de conciencia más espirituales. Su estimulación permite comprender las sutiles leyes del universo y provoca la aparición de ciertos fenómenos de telepatía y de clarividencia.

Esto evidentemente no quiere decir que todos los videntes sean seres íntegros y espirituales, ya que hay diferentes niveles en los dones de médium y sobre todo en la forma en que se les utiliza.

En Oriente se piensa que la mayoría de los seres humanos utilizan sólo una ínfima parte de la energía total del ser; además, ésta sólo circula en ciertos chakras. En general, en nuestra cultura occidental, el chakra sexual, el plexo y, a veces, el corazón y la frente funcionan parcialmente. El despertar de los chakras superiores pueden suceder espontáneamente (por ejemplo, a causa de un *shock*) o también por métodos de meditación o de trabajo de la propia persona.

La mayor carga energética está almacenada en la base de la columna. Esta energía, llamada kundalini por los hindúes, es la que ciertas prácticas de yoga (no el yoga de posturas conocido en occidente) permiten desbloquear, para hacerla ascender a lo largo de la columna, estimulando plenamente un centro tras otro y determinando una serie de umbrales espirituales y de estados de conciencia durante un período de varios años.

El yoga sexual, llamado *tantrismo* (India, Tibet) o *Tao del arte de amar* (China), es pues una técnica entre otras (meditaciones, artes marciales, diferentes yogas), que permiten despertar la fuerza kundalini. En Occidente, referencias a un conocimiento de este orden se encuentran en la alquimia, pero jamás se ha dado explícitamente, en tratados, como en Oriente.

Es la técnica más ruda y también la más peligrosa puesto que se intenta poner en movimiento toda la energía almacenada. Cuando la fuerza kundalini se pone en movimiento su poderío es prodigioso y es necesario saberla gobernar y canalizar en la buena dirección.

Es por ello que para practicar verdaderamente los ejercicios de yoga sexual, tal como se encuentran en los tratados orientales, es necesario que el canal de la columna vertebral esté claro y no turbio, para que esta fuerza pueda continuar su ascensión sin mayores obstáculos.

En general, otras prácticas están mejor adaptadas a Occidente y son menos peligrosas que el yoga sexual: sobre todo la meditación trascendental y el trabajo de autocontrol.

Existen en efecto varias vías para despetar los chakras. Por ejemplo, se puede abrir el centro del corazón con la meditación; luego, continuando esta práctica, despertar los tres centros superiores antes de descender de nuevo para transformar los centros inferiores. Otra vía es empezar despertando el chakra de lo alto de la cabeza y descender poco a poco; esas dos vías están más adaptadas al Occidente actual.

Pero si uno quiere matizar su energía y la de la compañera, y provocar de este modo estados de conciencia más elevados durante el intercambio sexual, se pueden utilizar algunas técnicas sin peligro, derivadas del yoga sexual, que vamos a exponer.

1. TÉCNICA DEL EQUILIBRIO INTERIOR

Una técnica muy sencilla y sin ningún peligro es la de la armonización entre tus chakras superiores e inferiores durante el acto sexual.

Este método te llevará no sólo a un aprendizaje de la coordinación de los centros psi (los que permiten el despertar de las facultades llamadas paranormales), sino también el refinamiento de tu propia sensibilidad erótica.

Como no tocas la energía kundalini almacenada, pues sólo estableces conexiones más ricas y pones en resonancia unas energías ya utilizadas, no se corre ningún riesgo en absoluto.

Mientras haces el amor con tu amiga, no concentres toda tu atención y sensibilidad en las zonas estrictamente sexuales o erógenas de vuestros cuerpos, sino visualiza más bien un intercambio de energía a nivel de vuestros dos chakras del corazón (el de ella está situado en la zona media entre los dos senos). Pero es innecesario localizarlo con exactitud para este ejercicio, que pide por el contrario una atención general sobre la zona (del tamaño de una naranja) y no sobre un punto preciso.

He aquí la manera de aprender a dominar esta técnica:

— Cuando estés solo, siéntate o túmbate e intenta sentir calor en esa zona.

— Luego visualiza una especie de sol de un azul intenso, del tamaño de una naranja, de donde parten unos rayos de luz azul en forma de halo alrededor de la naranja.

— Después, imagina que ese sol azul se vuelve más luminoso y que sus rayos aumentan y forman una esfera que engloba todo tu cuerpo.

— Visualiza entonces la esfera entera, extendiéndose a todo tu alrededor, azul intenso, con otra esfera central de color más vivo de la que parten todas las radiaciones.

Cuando en una o varias sesiones hayas alcanzado una sensación muy particular en esta zona, y al mismo tiempo, experimentes que la energía resplandece y que la esfera permanece estable (algunos segundos o varios minutos), entonces pasa al siguiente ejercicio (más abajo, n.º 2).

Cuando hagas este ejercicio, debes sentirte *en todo momento* mejor que de costumbre; debe devolverte la vitalidad y aumentar tu bienestar. Es preciso para ello hacerlo muy tranquilamente.

Si sufres un malestar cualquiera, por ligero que sea, intenta relajarte y detén el ejercicio. Lo retomarás en otra ocasión, con mayor atención y suavidad. Nada debe ser brusco ni causar un cambio muy súbito. Si el malestar vuelve, no hay que hacer más este ejercicio.

En compensación, si te sientes mucho mejor en *cada estadio de la técnica,* eso quiere decir que lo haces de modo conveniente y será provechoso tanto para tu salud como para tus relaciones sociales y afectivas.

2. *TÉCNICA DE ARMONIZACIÓN EN PAREJA*

— Arréglatelas, en los momentos preliminares, para colocarte sentado frente a tu amiga, también en posición sedente.

— Mientras acaricias con las dos manos las puntas de sus senos, visualiza el sol azul sobre tu chakra del corazón; luego imagina los rayos emanando de tu sol y formando una especie de haz que proporciona su energía al chakra del corazón de la mujer.

Pon atención a permanecer como *dador*; es decir, como emisor, e intenta también enviar energías *sutiles* y *no potentes*. Imagina más bien un leve aerosol o un resplandor vaporoso, y no lo dirijas jamás a un punto demasiado preciso sino más bien a todo el busto de la mujer.

— Después, si tu amiga tiene una respuesta positiva, imagina que de los dos chakras emanan las radiaciones azules, y que ambas se armonizan.

En este estadio, sigue los mismos consejos recomendados para el primer ejercicio. Es decir, comprueba en cada momento el aumento de tu bienestar y el de tu compañera.

Si es demasiado difícil para ti practicar este ejercicio mientras la acaricias, intenta las primeras veces los dos juntos, durante el día, fuera del intercambio amoroso.

— Cuando domines bien las dos primeras etapas, habiendo conseguido un efecto positivo sobre ambos, pasa a la tercera; es decir, que tu amiga visualice una esfera azul emanada de su sol azul mientras tú haces lo mismo. Luego siente que las dos esferas se interpenetran y se armonizan.

— Después podrás ensayar, mientras haces el amor, la armonización de los dos chakras o la armonización de ambas esferas. No es necesario advertir a tu compañera o decidir hacerlo juntos, ya que eso podría romper la espontaneidad de vuestro intercambio sexual.

Basta con que tú pienses hacerlo, y su chakra «responderá» espontáneamente, sin necesidad de palabras.

Incluso si responde poco, obtendrás a pesar de todo muy buenos resultados en la calidad de la armonía que presidirá todo el acto sexual.

Especialmente la mujer sentirá un gran bienestar, una gran confianza, y ambos estaréis exactamente «en resonancia».

Esto os permitirá también aguzar la sensibilidad de ambos y experimentar con las más sutiles variaciones de vuestros sentidos.

No hay ningún efecto negativo en la duración o la frecuencia de este ejercicio. Alcanzarás la mayor armonía cuando consigas mantener la sensación de las dos esferas que se interpenetran y se armonizan durante toda la duración del acto. De este modo habrás dado un gran paso hacia la armonía con tu pareja, pues los efectos durarán los días siguientes.

3. *CÓMO AYUDAR A ESTIMULARSE A UNA MUJER FRÍGIDA*

De las enseñanzas del tantrismo podemos extraer que el chakra sexual, y quizás el de la base de la columna, se ponen especialmente en actividad durante la cópula. El intercambio entre las energías femenina y masculina recarga a cada uno con energía complementaria: es la base del tantrismo, que pone su acento en la armonización de los dos elementos (masculino y femenino) y en el reequilibrio energético que sobreviene a cada miembro de la pareja durante el acto.

En efecto, cuando hacemos el amor, los dos chakras sexuales del hombre y de la mujer están en actividad e intercambian sus energías. Si pones gran atención en lo que ocurre puedes darte cuenta, al cabo de cierto tiempo, de la diferencia que existe entre un intercambio durante el cual los dos centros están en actividad y un intercambio superficial. En efecto, se podría decir que desde que uno de los dos hace funcionar su chakra sexual, instantáneamente pone en actividad el chakra sexual del otro, a menos que exista un bloqueo patológico de ese centro o una falta de resonancia entre las dos personas.

Pero este chakra puede estar en actividad más fuerte o más débil, según el período de la vida y también en función de los sentimientos que se tengan hacia el otro.

Por el contrario, el bloqueo total de este centro es extraño. Puede suceder por razones psíquicas o físicas (más raro). Por ejemplo, si tomamos el caso de una mujer que teme hacer el amor con un marido demasiado brutal, puede que su centro reduzca lentamente su margen de actividad, hasta bloquearse finalmente, reflejando el progresivo bloqueo que se produce en la relación sentimental. Ahora bien, el efecto del bloqueo del centro sexual es una reducción cada vez mayor de la sensibilidad erótica, hasta la frigidez.

Existen casos de frigidez que suceden en el curso de la vida afectiva, causados por *shocks* psicológicos o bloqueos afectivos. Desde luego esto no incluye todos los posibles casos de frigidez, pero sí ciertamente todos aquellos provinientes de un desequilibrio temporal y que por tanto son claramente susceptibles de ser curados.

Tales *shocks* afectivos también pueden suceder durante la infancia o la adolescencia, lo que hace difícil para la mujer darse cuenta de que se trata de hecho de una perturbación que podría ser curada.

Del mismo modo, tampoco es evidente para una mujer saber si está al máximo de su sensibilidad o si ésta se encuentra atenuada, cuando el *shock* ocurrió antes del comienzo de su vida sexual.

Pero si se trata de una mujer adulta, que vive una

relación decepcionadora o destructiva que la vuelve poco a poco frígida, ella sabrá sin duda la causa de la reducción de su sensibilidad. Lo que quizá no sepa con certeza, aunque a menudo tenga la intuición de ello, es que su sensibilidad tornará progresivamente con un compañero más atento y, sobre todo, cuando experimente verdaderos sentimientos de amor en una nueva relación.

De este modo se ve hasta qué punto los sentimientos compartidos afectan incluso a nuestra sensibilidad física. Dos seres cuyos centros sexuales funcionen normalmente estarán al máximo de actividad cuando la relación de pareja sea satisfactoria en todos los sentidos.

Lo que interviene entonces es un factor de resonancia: en efecto, cada centro sexual (al igual que los demás chakras) tiene su cualidad particular. Ahora bien, las parejas que viven un gran amor y una gran armonía sexual, tienen generalmente varios chakras en resonancia. Si hay poco o ningún sentimiento, es más raro encontrar una resonancia de los chakras sexuales.

Cuando en tu relación has experimentado, en el transcurso de un acto sexual, una armonía excepcional con tu pareja, se debe a que los dos chakras sexuales estaban en perfecta resonancia (pero también puede ser que varios chakras hayan estado en resonancia simultánea).

Si vives con una mujer que ha tenido un bloqueo parcial o total de su sensibilidad sexual en el transcurso de su vida, puedes ayudarla actuando en tres niveles.

1. Desde un principio llevándola a abrirse poco a poco en una relación de amor. De este modo ella encontrará de nuevo la dimensión de su propia personalidad.

En el plano afectivo, hay que vigilar para evitar escrupulosamente todo comportamiento que reproduzca el del hombre que la decepcionó.

2. En la relación sexual, hay que proceder con mucha dulzura, como con una joven virgen, con el fin de volver a dar a las paredes vaginales toda su flexibilidad y a los puntos erógenos una nueva sensibilidad.

3. Para una mujer que nunca ha experimentado sensaciones físicas, es decir, que ha sido frígida desde el principio de su vida sexual, hay que intentar una técnica de visualización de su chakra sexual. Cuando la acaricies no le transmitas una actitud demandante sino más bien una actitud de entrega y de relajamiento.

En primer lugar visualiza un sol de color de rosa en su zona vaginal; cuando lo acaricies, con mucha suavidad, ten siempre presente que acaricias un sol que poco a poco va calentándose y aumenta su resplandor.

— Luego visualiza un sol azul en la zona del chakra del corazón y la esfera azul que emana del cuerpo de tu amiga y lo rodea por entero.

— Después visualiza que el sol azul del corazón da su energía mediante multitud de rayos al sol rosa y que sus radiaciones se armonizan y se intercambian con suaves tonos. Permanece algún tiempo acariciándola con esta última visualización de los dos soles, durante todo el acto sexual si es posible.

— Al final del acto sexual, retoma la visualización del sol azul que forma una esfera de energía muy bella y muy brillante, de un azul vivo, alrededor de su cuerpo y más profundamente alrededor de su cabeza.

Esta última visualización es muy importante para ayudar a la mujer con una energía diferenciada que le permita desenvolverse en otros planos: por ejemplo intelectual y espiritualmente.

En efecto, sería desequilibrante para su ser global aumentar únicamente la intensidad de energía en su centro sexual; la ayudarás a encontrar más de prisa la fuerza de su personalidad y a desenvolverse en todos los niveles si practicas la visualización de la esfera global.

Ante todo, esta técnica requiere un cierto tiempo para conseguir una visualización efectiva y estable; debes pues aprenderla practicándola en ti mismo en el nivel del chakra del corazón y de la esfera global, como lo hemos explicado en el capítulo precedente.

Luego, hay que repetirla durante un cierto período para llegar a un cambio notable. Generalmente, este cambio es por de pronto perceptible en el comportamiento general afectivo; después, unos rayos llegarán al nivel sexual. Cuando empieces a sentir los efectos, persevera en esta práctica.

Agradeceré mucho a los lectores que intenten esta técnica si me comunican los resultados obtenidos y su progresión. De este modo me será posible, gracias a esas informaciones y sugerencias, mejorar diversos aspectos de la técnica.

En realidad, hasta hoy no existe ningún método conocido para luchar contra la frigidez y sólo la experiencia práctica podrá asegurarnos la validez de esta que propongo; ahora bien, como es de suponer, me resulta difícil en tanto mujer, ¡llevarla a la práctica yo misma!

4. *CÓMO PRACTICAR EL ARTE DEL INTERCAMBIO DE ENERGÍAS MASCULINAS Y FEMENINAS*

En todas las prácticas en las que se trata con energías sutiles, el pensamiento básico que debe estar constantemente presente es el respeto al otro, y por consecuencia a sí mismo.

Por lo demás esto es lo que tiene mayor efecto benéfico en la relación: ponerse en disposición de querer mejorar su calidad y actuar en este sentido.

Hemos hablado del problema causado por una excesiva admiración por la mujer, que por lo general está desequilibrada con relación a la realidad, porque nace de una proyección (1) sobre puntos precisos.

Aquella admiración desequilibra también a la mujer porque no se reconoce a sí misma en esa imagen excesiva, y además porque le disgusta que su hombre se ponga en una situación falsa.

Pero hay otra manera de amar las cualidades del otro, enriqueciéndolas sin desposeerse a sí mismo.

Es preciso para ello no hipertrofiar sino hacer más detallada nuestra visión del ser amado, con el fin de darle su verdadera dimensión. No se trata de idealizar, sino de distinguir lo ideal en el otro; es decir, darse cuenta que lleva en él no *nuestro* ideal, sino *su* ideal. Se trata de lo inverso a una proyección. Una proyección es adosar una imagen que te pertenece a otra persona a la cual no corresponde forzosamente. Es una especie de sugestión egoísta que permite llegar a ver en el otro lo que quisieras que fuese. La otra técnica, desarrollada en el tantrismo hindú, es por el contrario la distinción de todas las potencias reales de la pareja y el dejarse penetrar por su ser profundo hasta el punto de sentir los hilos que le unen al cosmos. Es una actitud de recepción y no de envío. Es como si se intentara atrapar las imágenes dinámicas (los arquetipos) que habitan y animan su ser.

1. Hablamos aquí de lo que en psicoanálisis se llama proyección; es decir: una proyección psíquica generalmente inconsciente. Es diferente por completo de la proyección mental voluntadia de la que hemos hablado al principio de este capítulo, que es una técnica de de visualización.

En la proyección es como si efectuáramos una sobreimpresión.

En el tantrismo, en cambio, se mira la conciencia del otro como si comunicara con la conciencia del universo. Es decir, que se amplía la percepción que se tiene del otro hasta unirla a través de él a todo el universo.

De este modo, el hombre comunica con lo cósmico a través de la mujer. La mujer se une a lo cósmico a través del hombre. Entonces es la relación entera de la pareja la que se amplía hasta sentirse como una parte vibrante del universo. El hombre y la mujer se vuelven un punto de fusión de dos energías que se responden e intercambian. Esta técnica es pues más que una visualización, ya que implica un estado en que la conciencia está ya muy evolucionada.

Para intentar aproximársele paso a paso:

1) Piensa, mientras haces el amor, que eres el cielo y que vas a fecundar la tierra. La mujer piensa que es una tierra inmensa, rica y hermosa, y que se fusiona con el cielo.

2) Imagina que, a través de la mujer, surge una fuente de energía infinita y que al hacer el amor te bañas en esa fuente luminosa y viva. La mujer imagina lo mismo a través del hombre.

3) Entrégate por completo a la fusión y al intercambio de esos dos grandes ríos de vida, dejando a tu cuerpo expresarse sin ninguna represión e interpreta las mil caras de la vida que pasan por vosotros.

4) Imagínate a los dos como un centro doble al que van a parar espirales de energía cósmica que se enroscan las unas en las otras y se mezclan, devolviendo y enviando simultáneamente otras espirales de energía al cosmos.

5) Imagina que los dos os encontráis en el espacio y que sientes a tu alrededor el inmenso espacio, hasta muy lejos, y que haces el amor de una forma aérea.

Puedes intentar ponerte en ese estado de conciencia tú mismo, sin hablar de ello a la mujer, o bien practicarlo espontáneamente ambos, dejando, a partir de una idea básica, a vuestra imaginación soñar y producir libremente asociaciones e imágenes.

El objetivo es colocarse en un flujo en el que se sienten correr por nosotros las fuerzas vivas de la Naturaleza y del cosmos, dejando que se produzcan las identificaciones o se desarrollen series de imágenes. Pronto, el flujo se vuelve continuo; el estado de conciencia de comunión con el universo que se deriva nos coloca en un estado de hipersensibilidad: distinguimos las variaciones del pensamiento imaginativo del otro así como del nuestro propio. Las imágenes se intensifican y dan un sentido vivo a las caricias, que se vuelven como palabras muy bellas; distinguimos simultáneamente el sentido de las caricias que damos y el sentido de las que recibimos: el cuerpo también participa de esta hipersensibilidad que nos permite sentir los más ínfimos detalles de una caricia y toda la gama de sensaciones que provoca en nosotros y en el otro.

5. *LAS TÉCNICAS DE ASCENSO DE LA ENERGÍA*

Repartir la energía por todo el cuerpo

Cuanto más limitada esté tu energía a la zona estrictamente sexual, menos fina y rica será tu sexualidad. Para desarrollar tu sexualidad y la de tu pareja, es necesario repartir la energía sexual por todo el cuerpo y eso es lo que justamente permiten las caricias en las zonas erógenas del cuerpo. De hecho, se puede decir que todo punto del cuerpo puede convertirse en un punto erógeno, incluso aquel cuya sensibilidad ha sido bloqueada por un *shock* psíquico, conocido o desconocido.

Cuando todo el cuerpo está estimulado, la sensibilidad alcanza el más alto umbral y las sensaciones en la zona sexual se vuelven mucho más intensas. Cuanto más duren los preliminares, si están hechos de forma muy agradable e intensa, mayor nivel alcanzará la sensibilidad global.

El hombre sabe que la mujer tiene necesidad de preliminares, porque su sexualidad se estimula lentamente: tiene que llegar a un determinado punto, que en cada una es diferente. El hombre, por su parte, tiene tendencia a pensar que él no tiene necesidad de preliminares; sin embargo, si piensa así, es porque ignora cómo aprovecharse de esas caricias para repartir su estado de sensibilidad por todo el cuerpo e intensificarlo. Si no se abandona a sus sensaciones, no puede, en efecto, aumentar su sensualidad mediante las caricias.

Este método de las caricias por todo el cuerpo, para el hombre y para la mujer, es el más sencillo para entender la ascensión de las energías.

— De hecho, la meta consiste en funcionar sobre varios centros de energía psíquica, simultáneamente, durante el intercambio sexual.

El hombre puede visualizar la esfera sexual en él como un sol rojo y sentir la esfera azul del corazón simultáneamente. Es necesario que las esferas intercambien su energía y se comuniquen.

— Luego, cuando controle eso, el hombre puede visualizar que su chakra sexual intercambia energías con el de la mujer, mientras que su chakra del corazón se comunica con el de la mujer, prodigándole mucho amor.

Es precisa pues una doble visualización: los dos

chakras que se armonizan en él y que se armonizan a un tiempo con los de la mujer.

— Cuando tenga dominado eso, el hombre podrá hacer lo mismo con el chakra de la frente, visualizándolo como un sol de color oro, luego armonizarlo con los otros dos de él y los tres de su pareja.

Sin embargo, pongo en guardia contra un intento de practicar esos métodos sin tener un amor y un respeto suficiente por la mujer con la que tienes una relación.

En efecto, estos métodos sólo pueden ser utilizados sin peligro y para beneficio de ambos si sientes un real y profundo amor por el otro mientras lo realizas.

Por de pronto sitúate en estado de amor y respeto con las técnicas de armonización de las energías masculinas y femeninas. Para todos los chakras, evita siempre y *escrupulosamente* fijar un punto; al contrario, visualiza siempre un sol del tamaño de una naranja, o también una bola de plumas del tamaño de un balón, o un chorro de vaporizador que tenga la anchura del torso.

Este nuevo estado de conciencia en el cual vas a colocarte determinará cambios espectaculares en tu relación de pareja; aunque no hables de ello con tu mujer, ella los advertirá.

El primer efecto es volver a situar al otro, a sí mismo, y por tanto a toda la relación, en una orientación creativa y de desarrollo.

Ese solo hecho prodiga una energía muy poderosa y muy bella a la relación.

Luego, la voluntad de alcanzar otro nivel de sensibilidad en todos los planos va a regeneraros a ambos, tanto física como psíquicamente.

Los ejercicios en sí mismos pueden, en un tiempo bastante corto, abriros los ojos sobre aspectos de la vida que habíais ignorado hasta ahora o que no presentaban interés para vosotros.

Al mismo tiempo tomarás distancia con relación a tus preocupaciones habituales, tus pequeños problemas y las gentes que frecuentas; esta distancia te va a permitir tener una nueva mirada sobre la vida y la búsqueda de lo esencial, en lugar de perderte en acciones sin importancia ni interés.

XIV. EL CONTROL POR EL ÉXTASIS

El verdadero arte de la sensualidad no consiste en satisfacer tu deseo lo más de prisa posible, sino por el contrario en saber hacer durar la expectación para aumentarlo y saborearlo durante el mayor tiempo. La diferencia entre un hombre instintivo y uno sensual es que el primero devora su helado a toda velocidad, mientras que el segundo se dedica a saborearlo, recibiendo un placer que se acrecienta en cada bocado, haciendo durar al máximo su delectación.

El control por parte del hombre no es pues simplemente con el fin de satisfacer a la mujer, sino también para aumentar su propio placer.

Las mujeres que han vivido toda su vida con un marido que eyacula casi inmediatamente, no conocen su verdadera sexualidad. Sin embargo, se puede decir lo mismo de sus esposos: jamás han imaginado que ellos mismos se contentan con bien poco en comparación con sus potenciales.

Cuando un hombre aprende a controlarse, vive una experiencia enteramente nueva de su propia sexualidad.

Incluso si el hombre hace el amor varias veces seguidas, la cantidad jamás le llevará al mismo umbral de sensibilidad que la duración.

También parece cierto que tanto el hombre como la mujer alcanzan su máxima sensibilidad en el momento de la penetración; algunos hombres me han confiado que su pene, una vez que ha penetrado en la mujer, mantiene el grado de rigidez que tenía al penetrar: para aumentar la intensidad de la erección necesitan retirarlo y que ella lo acaricie.

Todo esto tiende a corroborar el hecho de que si se quiere alcanzar otros umbrales de sensibilidad hay que buscarlos antes de la penetración. Y parece que esto es cierto, tanto para los hombres como para las mujeres.

El control de la eyaculación

De este modo, aunque los métodos de control conllevan a veces una reducción del placer, al principio del aprendizaje (porque el hombre ya no puede abandonarse totalmente), sus efectos a largo plazo son en cambio extremadamente satisfactorios, tanto para la mujer como para el hombre.

Si el hombre actúa espontáneamente, tiene un momento muy breve de intenso placer; pero si se controla demasiado y no se abandona, no descubrirá nunca ciertas zonas de su propia psiquis y de su sexualidad.

Es pues tan necesario desarrollar un control de sí mismo como saber guardar la espontaneidad; evidentemente, no es una cosa fácil. Toma tiempo y también se puede pasar de un extremo al otro antes de encontrar un equilibrio entre el control y la espontaneidad.

Es fácil darse cuenta de que si el acto es demasiado corto, jamás tendrá tiempo de experimentar otras posiciones y ni siquiera de desarrollar un cierto estado mental.

«No sólo el Tao recomendaba que esos distintos estilos de empuje se empleasen vigorosamente —escribe Jolan Chang en *El Tao del amor y del sexo*; Plaza & Janés Editores, Barcelona, 1978—, sino que también recomendaba el número correcto de penetraciones en un coito ideal. La antigua literatura se refiere a menudo a "los mil empujes amorosos", que resultan necesarios para que una mujer quede por completo satisfecha. Como es natural, esa preocupación por la cantidad no debe tomarse demasiado literalmente y "mil empujones amorosos" suena más como un trabajo esforzado que como un placer sexual a los hombres que desconocen el Tao del amor. Pero para quien posee el dominio del Tao amoroso no resulta un trabajo esforzado, sino todo lo contrario. Existe un placer especial para el hombre que sabe que puede dar este grado de satisfacción sexual a su compañera. El saber que satisfará a la mujer más voluptuosa es suficiente para que un hombre aumente la confianza en sí mismo.»

Es preciso pues que el hombre evite pensar que sólo busca controlarse para dar placer a la mujer, ya que eso puede proporcionar a algunos una frustración o un sentimiento de sacrificio que les hará más difícil este aprendizaje.

Por el contrario, si el hombre comprende que él mismo va a descubrir un nuevo umbral de placer, haciendo *a un tiempo* más feliz a la mujer, entonces se entusiasma por esta búsqueda y consigue permanecer sereno frente a lo que quiere alcanzar, sin desconsolarse por las primeras dificultades que encuentre. También irá mucho más de prisa para aprender a controlarse.

El estado de espíritu que debe animar esta búsqueda es el de darse cuenta de que cuando el hombre aumenta su placer, acentúa el de la mujer y cuando acrecienta el de la mujer, refuerza el suyo.

El hombre desconoce toda la extensión de sus potencialidades de placer y se limita a sí mismo a una franja muy poco satisfactoria de su sexualidad, por eso cree con frecuencia que su propio placer es inversamente proporcional al de la mujer.

El éxtasis amoroso sólo puede darse entre dos; es imposible que uno logre el éxtasis sin el otro, ya que la perfecta conjunción es lo que permite ese estado privilegiado de conciencia. Por éxtasis no queremos decir orgasmo en común, sino una intensa vivencia de cada gesto y de cada sensación, que hace del acto en sí mismo, en su duración, una voluptuosidad ininterrumpida.

Ten pues presente que buscas un mayor umbral del placer para ti mismo y para tu amiga, lo que no puedes esperar sin una cierta duración, tanto de los preliminares como del acoplamiento.

Hemos descrito con detalle los diferentes métodos de control de eyaculación en *Hacerle el amor a un hombre.* Aquí vamos a volver a dar brevemente los dos métodos más fáciles y más eficaces.

1) La retirada parcial

Consiste, en cuanto sientas una excitación demasiado grande que amenaza convertirse en un preorgasmo, en retirarse parcial o totalmente, de manera que disminuya tu excitación. Si quieres aumentar la eficacia de esta técnica: espira después de la retirada rápida, luego contrae el bajo vientre bloqueando tu respiración mientras practicas el control mental que ya se ha explicado.

En *El Tao del amor y del sexo* encontramos esta descripción de la técnica china del bloqueo, descrita por Wu Hsien:

«1) El método cerrado se parece a intentar parar el río Amarillo con una mano. Un hombre impaciente empleará más de veinte días en practicarlo y aprenderlo. Una persona más apacible lo aprenderá mucho más de prisa, usualmente en la mitad del tiempo. Hay que estudiar con atención el método durante un mes y entonces el precioso tesoro del hombre (*ching* = semen) se encontrará del todo a salvo.

»2) La ventaja del método cerrado consiste en que puede ser llevado a cabo de una forma simple. Por ejemplo, cuando un hombre sigue el modelo de los tres impulsos superficiales y uno profundo, cerrará ambos ojos y la boca, y respirará profundamente, pero con delicadeza, por la nariz hasta dejar de jadear. Cuando sienta los primeros indicios de que va a perder pronto el control, alzará su cintura con un movimiento rápido, retirará su pico de jade dos centímetros y medio o más y permanecerá en esa posición sin moverse. Después respirará profunda y diafragmáticamente y, al mismo tiempo, contraerá la parte inferior de su abdomen como si se dominara tratando de encontrar un lavabo. Debe pesar en la importancia de atesorar su *ching,* y que no ha de perder éste de forma indiscriminada, cuando respira profundamente, y el resultado será que se calmará. Entonces reiniciará la penetración.

»3) El punto más importante de recordar es que debe retirarse cuando empiece a encontrarse excitado. Si se retira cuando ya está muy excitado e intenta forzar hacia atrás su *ching,* éste no lo hará y en lugar de ello se verterá en su vejiga e incluso en sus riñones. Si esto sucediera se vería aquejado de varias enfermedades, como dolor de vejiga y de intestino delgado o inflamación y dolor en los riñones.

»4) Resumiendo, el método cerrado es excelente, pero debe practicarse en el momento en que se empieza a estar excitado. Es mucho mejor retirarse demasiado pronto que demasiado tarde. Al practicar dicho método el hombre será capaz de controlar su eyaculación de una forma más cómoda sin dejar caer su pico de jade. De esta forma ahorrará energías y obtendrá un notable sosiego. Y no deberá emitir su *ching* hasta que haya completado, por lo menos, cinco mil empujes. Si se combina el método cerrado con una profunda respiración diafragmática, lo realizará casi indefinidamente. En este caso el satisfacer hasta a diez mujeres en una sola noche no constituirá para él ninguna dificultad.»

2) El método de compresión

Es muy fácil de aplicar —ya sea el hombre por sí mismo o bien la mujer— en el curso del acto. Tiene además la ventaja de no necesitar la detención ni siquiera momentánea de los movimientos.

Se trata de hacer una fuerte presión de algunos segundos en el perineo del hombre; el perineo es la protuberancia muscular que se encuentra entre la base del escroto y el ano.

Esta compresión tiene el efecto de repartir la excitación del hombre por todo su cuerpo, pues relaja la tensión almacenada en los órganos sexuales.

Al mismo tiempo, el hombre deja de pensar en imágenes demasiado sexuales, aunque continúa sin embargo con imágenes amorosas, sin tener necesidad de distraer su espíritu del intercambio amoroso.

Al contrario, puede pensar en el beneficio que va

a sacar de su control, al superar sus límites actuales hasta encontrar en la duración un umbral de placer inexplorado.

El éxtasis amoroso

Cuando los sexólogos occidentales hablan del control del hombre, a veces entienden que el acto debe durar al menos diez minutos (!) o al menos hasta permitir tener un orgasmo a la mujer. En ningún momento imaginan que pueda existir un estado que se pueda calificar de éxtasis, y que no tiene nada que ver con el orgasmo como meta.

El verdadero control del hombre no es retrasar su eyaculación; es más bien ponerse en estado de extrema atención en cada instante del acto, con el fin de acceder a un segundo estado verdaderamente estático, en el que toda variación del pensamiento y de la caricia va a engendrar una multitud de sensaciones y de imágenes. El control del hombre y de la mujer, para alcanzar este éxtasis, es pues —antes de nada— un control mental.

Se trata de concentrar tu atención y elevar tus pensamientos con el fin de vivir el acto de una manera tan poética como sutil, tan física como mental. Entonces cada pensamiento será una fuente de placer en sí mismo, que dará su color al gesto y que llevará al cuerpo hacia sensaciones siempre renovadas.

En este estado, el orgasmo o el control de la eyaculación no ocasionan más problemas ya que no son imágenes preestablecidas; el ser está demasiado inmerso en el instante presente para dejar escaparse uno de sus pensamientos y para preocuparse por el término del acto. Es una manera muy simple de controlar la eyaculación, concentrándose en la intensidad y la sutileza de cada caricia que se manifiesta. El hombre y la mujer, en este segundo estado, pueden darse cuenta después de haber hecho el amor que las horas han pasado con una música siempre distinta, con colores psíquicos siempre sorprendentes, en paisajes arrebatadores.

He aquí cómo Jolan Chang (1) define este estado de éxtasis amoroso:

«La verdadera voluptuosidad del acto sexual es el éxtasis de dos cuerpos y de dos almas que se unen y comunican en un mismo acto poético. Una vez que ha encontrado la compañera ideal, el hombre debe intentar hacerle conocer este éxtasis en un clima que sea lo más poético posible.

»Las relaciones sexuales y el orgasmo pueden constituir en sí mismos placeres apreciables, pero no se trata en absoluto, a nuestro entender, del éxtasis al cual conduce la auténtica coincidencia del amor y del goce físico...

»Nada frustra ni decepciona más a una mujer que comprobar que su pareja se preocupa únicamente de su propia eyaculación. El acto amoroso debe ser la verdadera comunión de los sexos. Pero en lugar de comunicar la ternura y la alegría, el acto sexual representa, para una gran cantidad de hombres, un simple movimiento mecánico que en nada difiere de la masturbación y no tiene en cuenta para nada a la mujer. Sólo puede resultar una decepción para ambos miembros de la pareja. Muchos hombres creerán haber experimentado el placer; pero la realidad es que jamás han conocido lo que es la verdadera voluptuosidad e ignoran que no han sabido realizar la armonía del Yin-Yang.

1. Jolan Chang, *ob cit.*

»Entonces, ¿cómo definir la verdadera voluptuosidad amorosa? Podemos intentar describirla diciendo que se parece a la profunda alegría que se experimenta al saborear el despliegue de la naturaleza en un valle de montaña en el mes de mayo. O a nadar en el chorro de la cascada Lu-shan frente al centelleo del lago Pu-Yang. A escuchar el piar de los petirrojos delante del esplendor del Gran Cañón, en una dorada puesta de sol después de la lluvia. Lo que intentamos decir a los jóvenes amantes es que deben cultivar y perfeccionar un arte de amar impregnado de voluptuosidad y del cual no esté jamás ausente la poesía. Una vez hayan probado las alegrías de este éxtasis, jamás se avendrán a una relación menos rica y desterrarán para siempre de sus pensamientos toda mediocridad y fealdad.

»¿Por dónde empezar? Por la práctica. El principiante abrirá y aguzará todos sus sentidos y todas sus facultades —tacto, gusto, vista, oído, la comunicación verbal, las emociones— y se esforzará en utilizarlos todos y tan plenamente como sea posible, con el fin de procurar esta alegría sensual a su compañera y recibirla de regreso. Debe saber que las mujeres aman tanto como los hombres el ser sinceramente admiradas y apreciadas, sobre todo durante el acto sexual. De este modo aprenderá no sólo a conducir a su compañera —y a sí mismo, por idéntica causa— a la más extrema voluptuosidad, sino a liberarse a un tiempo de la obsesión de la eyaculación.»

El estado mental que permite el control

Aunque el hombre sea capaz de tener una relación sexual digamos «normal» cuando no experimenta ningún sentimiento por la mujer —incluso si la desprecia rotundamente—, su estado mental determinará totalmente la calidad de su relación sexual.

El hombre que actúa de este modo piensa que hay poca diferencia entre un acto y otro, así como entre una mujer y otra, puesto que su única meta es eyacular.

En su caso, se trata efectivamente de eso, puesto que un acto reducido de este modo a su más simple expresión física está más cerca de un sistema de decompresión mecánica que de una manifestación humana. Llevadas las cosas a su extremo, la máquina puede bloquearse, pero en ningún caso se dará cuenta de las variaciones.

No resulta difícil comprender que alguien pueda desvalorizar al otro colocándolo al nivel de un objeto, sin pensar un segundo que es exactamente el lugar que se da a sí mismo al hacer eso.

Al contrario, alguien que valora al otro y es capaz de darse cuenta de la belleza interior de su amiga, se valoriza por fuerza por la misma causa, puesto que muestra que es capaz de vivir a ese nivel.

Lo mental no está tan disociado de lo físico como se piensa. El hombre que piensa «tener» una mujer, sin duda no imagina que se priva de la mayor parte de su sensualidad sólo por pensar de ese modo. No puede saberlo porque está prisionero de esa manera de pensar y no puede vivir otra cosa.

El hombre más sensible, en el transcurso de sus experiencias, se da cuenta rápidamente de la diferencia de sus sensaciones, entre un acto puramente físico y un verdadero intercambio amoroso. Entonces comprende que no puede esperar un cierto umbral de placer más que cuando experimenta sentimientos y armonía con la mujer.

Un hombre o una mujer que han tenido la experiencia del éxtasis en cada instante de la comunión amorosa, saben que cada pensamiento de ambos miembros de la pareja tiene el poder de aumentar o disminuir la intensidad de su sensualidad.

En efecto, todos nuestros pensamientos van a hacer reaccionar inmediatamente nuestro físico.

De este modo, si piensas que lo principal para ti es el orgasmo, entonces terminarás casi inmediatamente.

Si piensas lo mismo pero también quieres que la mujer termine, entonces tendrás problemas para controlarte, aunque lo conseguirás.

Si sientes cada caricia como un placer intenso, dado y recibido, entonces todos tus pensamientos estarán concentrados en vuestras comunes sensaciones de cada instante, y no tendrás ningún problema de eyaculación precoz.

Si piensas constantemente en retener el orgasmo, se disparará sin parar; mientras que si *no piensas* en el orgasmo, sino que sólo piensas en una caricia precisa, el orgasmo no se disparará.

Si para ti el orgasmo no es más que un cierre, ciertamente fulgurante, pero ante todo una señal del final del placer y no una meta, harás el amor tanto tiempo como quieras.

La más sencilla manera de controlarte es pues no pensar constantemente en el orgasmo; ya sea como expectativa, ya sea para retrasarlo.

Si deseas experimentar el éxtasis amoroso, un cambio de punto de vista sobre lo que es el acto sexual es fundamental. Ya que tu manera de considerar tu propio placer y la sexualidad en general va a determinar muy exactamente lo que vas a vivir, incluso si tiene el aspecto del puro azar. En efecto, obligatoriamente vas a encontrar mujeres que experimenten y vivan la sexualidad de esta manera y, a menos que sufras una carencia latente o un deseo de otra cosa, no tropezarás con mujeres que puedan hacerte vivir otro tipo de sexualidad.

La imaginación poética

Así, si quieres aprender el verdadero control total de ti mismo en el intercambio sexual, y no sólo el control de la eyaculación, he aquí algunas ideas que podrán, si te impregnas de ellas, generar en ti el estado mental que permite vivir el éxtasis amoroso:

— La mujer es una flor que se abre en mis manos. Bajo mis caricias, el perfume más profundo de su cuerpo puede liberarse.

— La toco en lo más profundo de sí misma, con mis repetidos embates; golpeo la tierra hasta hacer surgir la fuente oculta.

— La fuente mana y se libera. Me sumerjo en el agua que surge.

— Soy la roca que abre la piedra hasta su corazón.

— Pulo la joya y acentúo el estallido de sus miles de luces.

— Me pierdo en el profundo valle, entre sus hierbas olorosas. El agua canta bajo el musgo.

— El cuerpo de la mujer es un chorro de luz y entro en él como en una cascada, abriendo las aguas y nadando hacia la fuente.

— La vulva de la mujer es la puerta del templo; penetro hasta las profundidades de la tierra.

— Soy el cielo inmenso que aplasta la tierra con una lluvia densa y cerrada, por todas partes.

La imaginación poética es la manera más agradable para controlar tu flujo de pensamientos, para concentrarlo totalmente en lo que sentís juntos y en las impresiones que quieres hacer nacer. El flujo imaginario debe ser vivo y cambiar de forma constantemente por una serie ininterrumpida de imágenes. Es preciso dejarse penetrar por la abundancia y la riqueza de cada imagen, visualizarla en detalle o globalmente, y continuar siguiendo un itinerario imaginario que te conduzca de un paisaje a otro.

Todos los símbolos y todas las armonías posibles con la Naturaleza o los animales te conducirán al colmo de la voluptuosidad.

Cuando estás en ese flujo de vida, no hay que bloquear las imágenes que nacen por sí mismas, sino vivirlas todas intensamente. A veces van a surgir ciertos fantasmas, pero envueltos en poesía y éxtasis serán vividos y compartidos y tendrán un efecto de liberación para ti. Déjalos fluir sin reprimirlos, con el fin de que los arquetipos y los elementos de tu vida inconsciente más profundamente ocultos puedan, al expresarse, liberar su extraordinaria fuerza vital.

Si los vives en imágenes, el impacto será menos terrible y tu amante podrá participar de ello.

Si practicas esta inmersión en las imágenes cósmicas y las fuerzas vivas de la Naturaleza, tu amante responderá a todas esas variaciones de la imaginación y del pensamiento, creando y bordando ella misma su tejido de sueños, para hacer una trama común. Cuando alcanzas un estado de éxtasis y tus gestos llevan el sentido de tus imágenes, tu amante responde al color de cada gesto, improvisando y creando también ella otros gestos que tienen sentido; entonces la comunión se vuelve tan intensa entre el hombre y la mujer que es como si oyeran el sentido de cada uno de sus gestos, como si los crearan ambos simultáneamente y los recibieran ambos al mismo tiempo. Ya no se sabe quien da y quien recibe y se siente la caricia que se da como si fuera en la propia piel.

Si tu estado de concentración consigue que estés totalmente inmerso en lo que estás creando y que te des totalmente en esta danza armónica, entonces es imposible que no controles totalmente tu cuerpo.

De este modo el hombre va a encontrar, proyectándose y sumergiéndose en todos los arquetipos masculinos, la profunda amplitud de su conciencia y va a ser regenerado en las fuentes de su ser.

La mujer, cruzando el mar de los arquetipos femeninos, también será regenerada y volverá a encontrar su dimensión real, hundiendo sus raíces hasta el corazón de la vida.

Nos empobrecemos tanto al identificarnos sin parar con ese pequeño «universo en un fracaso» que es nuestra vida cotidiana, que un baño en las imágenes cósmicas que son la fuente de nuestra vida nos vuelve a dar nuestra verdadera dimensión.

La manera de expresarse de los maestros del Tao del arte de amar muestra que viven totalmente esta armonía con el cosmos en el intercambio amoroso.

He aquí un pasaje del tratado del maestro Li-Tong-Hsuan, que con su descripción de los seis modos de penetración te dará la clave de otras tantas posibilidades masculinas que te proporcionarán deleite.

«1. Avanzar el Pico de Jade y empujar hacia abajo

haciéndolo ir y venir al estilo de una sierra sobre el Jade Precioso, como si se abriera una ostra con el propósito de extraerle su perla brillante. Tal es el primer modo.

»2. Golpear el Jade Precioso y descubrir el Cuchillo Dorado (el clítoris) como si se hendiera una piedra para descubrir el Núcleo del Jade. Tal es el segundo modo.

»3. Golpear fuerte con el Pico de Jade en los alrededores del clítoris como un mazo de hierro descendiendo en un mortero de farmacia. Tal es el tercer modo.

»4. Hacer entrar y salir el Pico de Jade y golpear a derecha e izquierda la Sala de los Exámenes (los labios de la vulva), como el herrero da forma al hierro con cinco martillos. Tal es el cuarto modo.

»5. Hacer ir y venir el Pico de Jade con pequeños enviones lentos en el interior de la vulva, como un agricultor preparando su campo para una siembra tardía. Tal es el quinto modo.

»6. El Pico de Jade y la Puerta de Jade se encuentran tumultuosamente como dos avalanchas que se mezclan. Tal es el sexto modo.»

Pero éstos sólo son ejemplos puesto que lo esencial para alcanzar el estado de éxtasis es crear tú mismo tus propias imágenes, las que sacarás de tu propio inconsciente y tendrán el mayor efecto regenerador y estimulante en ti.

Cuando hayas hecho el amor durante horas en este estado de éxtasis, habiendo olvidado el paso del tiempo, el orgasmo, con seguridad, ya no estará en ese lugar predominante que antes ocupaba para ti.

Por lo demás, los maestros chinos aconsejan al hombre, si quiere aumentar no sólo su salud sino los estímulos de su conciencia cotidiana, no eyacular en cada acto pero hacer el amor lo más a menudo posible.

En efecto, la meta del yoga sexual estriba en aumentar la fuerza de la energía masculina por su contacto con la esencia femenina y viceversa. Cuando el hombre eyacula, pierde la posibilidad de alcanzar unos estados de conciencia e incrementar su energía, ya que la dilapida antes de haberla aprovechado.

De este modo el hombre aprende a eyacular pocas veces, al tiempo que hace el amor muy a menudo.

En lugar pues de eyacular, el hombre practica ejercicios mentales que favorecen la ascensión de esta energía, amplificada por el acto sexual, hacia los centros psíquicos superiores, en los que puede ser dominada y utilizada para fines espirituales.

CONCLUSIÓN

He querido mostrar en este libro toda la riqueza y la dulzura del intercambio amoroso cuando se extiende a todas las dimensiones de la vida.

Me parecía importante, puesto que nuestra sexualidad se comunica con las múltiples facetas de nuestra vida y expresa los distintos niveles del ser, preservar e incluso hacer descubrir al lector los vínculos poderosos y significativos que les enlaza entre sí, permitiendo al ser humano vivir plenamente.

A este respecto me pareció necesario presentar al lector las perlas eróticas de la cultura china, con el fin de tomar una cierta distancia con los prejuicios o las costumbres temporales de nuestra cultura, que simplemente reflejan nuestro modo de vida y no la profunda naturaleza humana.

Espero haber transmitido la belleza y la profundidad del acto sexual que hará posible, para aquel que se ponga en profunda armonía con la mujer y que se abra a todas esas sutiles resonancias, no sólo el vivir más intensamente sino franquear la puerta de su inconsciente: del otro lado están los fabulosos tesoros escondidos en lo más profundo de nuestro ser.

INDICE